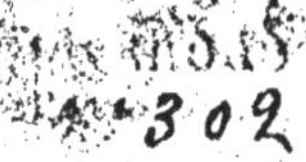

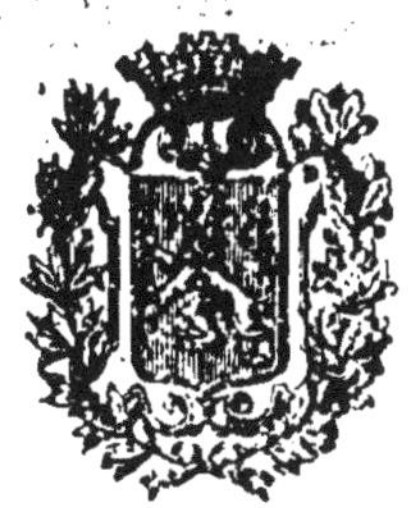

Dr Léon ACHARD
Président de l'Association générale des Étudiants
de l'Université de Lyon

CONTRIBUTION A L'ÉTUDE DES AFFECTIONS MULTIPLES

DES

NERFS CRANIENS
COMPLIQUANT LE ZONA

CONSIDÉRATIONS ÉTIOLOGIQUES

LYON
A. STORCK & Cie, ÉDITEURS
8, rue de la Méditerranée

1900

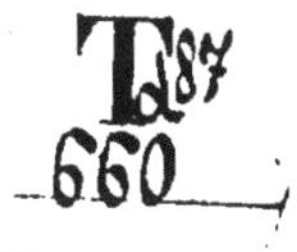

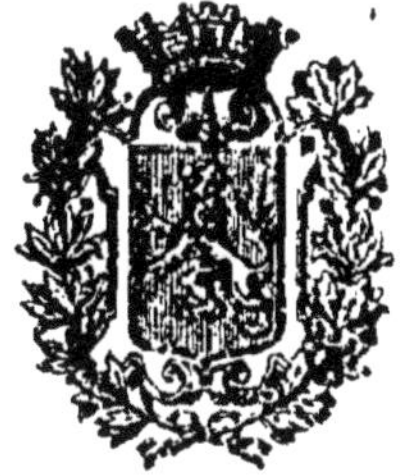

Dr Léon ACHARD
Président de l'Association générale des Étudiants
de l'Université de Lyon

CONTRIBUTION A L'ÉTUDE DES AFFECTIONS MULTIPLES

DES

NERFS CRANIENS COMPLIQUANT LE ZONA

CONSIDÉRATIONS ÉTIOLOGIQUES

LYON
A. STORCK & Cie, ÉDITEURS
8, rue de la Méditerranée

1900

A LA MÉMOIRE DE MA MÈRE

MEIS ET AMICIS

CONTRIBUTION A L'ÉTUDE

DU

SIGNE DE KERNIG

Dans les Méningites

SA VALEUR DIAGNOSTIQUE ET SÉMÉIOLOGIQUE

SA PATHOGÉNIE

PAR

Le Dr PAUL ROGLET

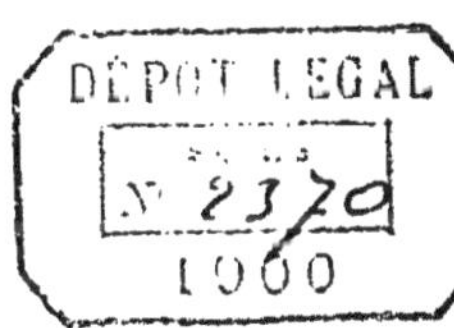

PARIS
TYPOGRAPHIE A. DAVY
52, RUE MADAME

1900

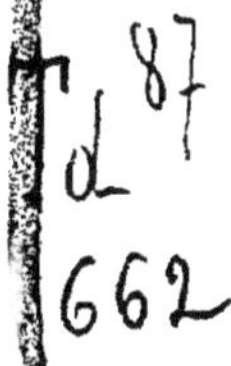

Que nos maîtres dans les hôpitaux veuillent bien accepter la dédicace de ce travail. Ils nous ont initié à la connaissance de la clinique ; leurs judicieux conseils, leurs savantes leçons, écoutées et suivies avec tant d'intérêt, nous ont guidé dans le cours de nos études médicales. Du peu que nous savons, la meilleure part leur en revient. En inscrivant leurs noms sur la première page de cette modeste étude, nous obéissons, nous semble-t-il, à un strict devoir et, d'ailleurs, à un impérieux désir d'offrir respectueusement à nos maîtres ce faible témoignage de notre reconnaissance qui n'oubliera jamais.

Nous adressons d'abord le plus respectueux tribut de regrets à la mémoire vénérée de notre cher et excellent maître, M. le Dr Ferrand, médecin de l'Hôtel-Dieu. A son école, nous avons appris à aimer la médecine consciencieuse, sage et scientifique, en même temps que bienfaisante. Des voix autorisées ont loué sa haute valeur de clinicien, ses qualités éminentes ; mais nous devons et voulons dire ici la profonde et respectueuse reconnaissance que nous gardons à sa mémoire. Il fut pour nous plus qu'un maître : il a daigné être un ami : son souvenir restera profondément gravé dans notre cœur.

Pendant tout le cours de nos études, M. le Dr Launois nous a prodigué sans compter les marques de sa bienveillante sollicitude. Toujours, nous avons trouvé auprès de lui l'accueil le plus amical, les encouragements, les conseils, l'appui les plus précieux ; nous le prions d'agréer l'hommage de ce travail, dont il est l'inspirateur, comme un témoignage de notre respectueuse affection et de notre inaltérable gratitude.

Nous prions M. le professeur Le Dentu, dont le service chirurgical de Necker s'ouvrit le premier devant nous, d'accepter notre reconnaissant souvenir.

Nous avons eu ensuite le privilège de passer treize mois dans le service de M. le Dr Pozzi ; nous garderons de ses savantes leçons le plus précieux souvenir.

M. le Dr Labadie-Lagrave nous a fait l'honneur de nous accepter comme externe dans son service de La Charité, et s'est toujours montré pour nous d'une bienveillance extrême ; nous le prions de recevoir l'expression respectueuse de notre vive gratitude.

M. le Dr Picqué fut pour nous un chef aussi affable qu'éclairé pendant l'année que nous avons passée dans son service de la Maison Dubois ; nous lui adressons nos respectueux remerciments pour l'intérêt qu'il a toujours bien voulu nous témoigner.

Nous prions M. le professeur Grancher d'accepter l'hommage de notre gratitude pour nous avoir admis dans son service si riche et si actif de l'hôpital des Enfants-Malades. M. le Dr Marfan nous a initié aux difficultés de la pathologie infantile ; nous lui exprimons toute notre reconnaissance.

Nos remerciments vont aussi à M. le professeur Budin, dont les savantes leçons nous ont été d'une si grande utilité, et nous ont appris à nous intéresser à l'étude de l'obstétrique.

Nous sommes particulièrement heureux d'inscrire ici les noms de MM. les Drs Renault, Zuber, Hallé, Jayle, Macé, qui voulurent bien être pour nous non seulement des maîtres, mais des amis : nous leur adressons notre plus reconnaissant souvenir.

Auprès de MM. les Drs Netter, Klippel, Langlois, nous avons trouvé le meilleur accueil ; ils ont eu la bonté de nous donner des conseils pour ce travail : nous ne saurions leur exprimer assez vivement toute notre reconnaissance.

Enfin, M. le Dr Ricklin tient une place à part dans nos souvenirs : nous avons toujours trouvé auprès de lui les encouragements les meilleurs, les conseils les plus efficaces : qu'il veuille bien agréer l'expression de notre affectueuse gratitude.

M. le professeur Landouzy nous a fait le grand honneur d'accepter la présidence de cette thèse : nous le prions d'agréer l'hommage respectueux de notre profonde reconnaissance.

Paris, 4 avril 1900.

CONTRIBUTION A L'ÉTUDE

DU

SIGNE DE KERNIG

DANS

LES MÉNINGITES

Sa Valeur diagnostique et séméiologique
Sa Pathogénie

CHAPITRE PREMIER

HISTORIQUE

Après une communication faite le 21 septembre 1882 à la Société générale des médecins de Saint-Pétersbourg, Kernig, médecin de l'hôpital Obuchow, publia, en 1884, un travail (1) dans lequel il signalait un signe nouveau de la méningite, qu'il avait eu l'occasion d'observer un certain nombre de fois pendant les années précédentes. Il s'agit d'une contracture survenant dans les fléchisseurs des jambes, parfois aussi dans ceux des

(1) Kernig. — Ueber ein wenig bemerktes Méningitis-Symptom. *Berliner klinische Wochenschrift*, 29 décembre 1884, n° 52, p. 829, et *Wratch*, 1884, n° 26, *in Centralblatt für klinische Medicin*, 1884, n° 39, p. 623.

bras, au moment où le malade vient à se redresser sur son séant. Dès le début de son travail, Kernig attribue à ce signe une valeur pratique, qu'il qualifie de « non insignifiante ».

Voici, du reste, la reproduction textuelle des lignes qu'il consacre à la description et à la caractérisque du nouveau symptôme : « Indépendamment des cas peu fréquents de méningite aiguë, dans lesquels il n'existe pas de contracture du tout (notamment dans ceux de méningite purulente secondaire), on constate, ainsi que chacun sait, dans la plupart des cas de méningite tuberculeuse et de méningite cérébro-spinale épidémique, une raideur plus ou moins intense des muscles de la nuque et du dos, manifestation classique. Dans une autre partie des cas, et, d'après les observations faites par nous, ce semble être la grande majorité, les malades, lorsqu'ils sont couchés, présentent bien de la raideur de la nuque et du dos, mais non des contractures dans les membres. Ni les extenseurs, ni les fléchisseurs, ne sont contracturés, aux bras ou aux jambes : lorsque les malades tiennent leurs membres accidentellement fléchis, ceux-ci se laissent passivement étendre sans la moindre résistance. Si l'on vient à redresser les malades sur leur séant, et si, en particulier, on les fait asseoir sur le bord du lit, de façon que leurs jambes pendent au dehors (lorsque la raideur de la nuque et du dos est très accentuée, ce redressement n'est pas des plus faciles à exécuter), on observe deux choses : d'abord, la contracture de la nuque et du dos devient habituellement beaucoup plus intense ; et, en second lieu, *il se produit une contracture des fléchisseurs de l'articulation du genou, et, parfois aussi, de ceux de l'articulation du coude* : si *l'on essaie d'étendre les jambes sur les cuisses pendant que le malade est assis, on ne parvient pas à dépasser un angle obtus d'environ* 135°. Voire que là où le phénomène est très accentué, on n'arrive pas à dépasser l'angle droit. Le phénomène est tellement frappant, la différence entre zéro et quelque chose, entre l'absence totale de contracture dans le décubitus horizontal et l'existence de cette même contracture dans l'attitude assise frappe tellement l'œil, que ce symptôme est digne d'attirer l'attention et d'être recherché dans chaque cas particulier. Etant donnée la facilité de cette recherche, il y a lieu de l'utiliser comme symptôme rapide d'orientation dans la pratique hospitalière, si encombrée. La raideur de la nuque existe parfois à un faible degré dans le decubitus dorsal, et ne gagne pas toujours en intensité lors du redressement du malade; la conscience peut, à l'instant considéré, paraître si bien conservée, que le résultat d'un premier examen n'éveille quelquefois pas le soupçon d'une méningite. On peut donc trouver une très grande utilité à pouvoir provoquer par le redressement du malade un symptôme aussi saillant qu'une contracture évidente des fléchisseurs des jambes. Quand le soupçon de méningite existera déjà, le symptôme en question parachèvera le diagnostic; en l'absence de tout soupçon de méningite, la constatation de ce phénomène déterminera le médecin à rechercher les autres symptômes de cette maladie et pour compléter de suite ma pensée, rechercher l'existence éventuelle d'une affection de la pie-mère. »

L'auteur passe ensuite en revue les cas dans lesquels il fut à même de rechercher le phénomène en question depuis le commencement de l'année 1880. La plus grande partie de ses observations se rapporte à des adultes dont l'âge était compris entre 20 et 62 ans; trois seulement concernent des enfants, respectivement âgés de 7, 13 et 14 ans. En négligeant quelques observations incomplètes et deux autres, suivies d'autopsie, et où, du vivant des malades, on n'avait pas recherché le symptôme en question, Kernig rapporte 21 cas de méningite où il put constater le signe décrit par lui; 15 de ces observations ont trait à des méningites aiguës; les 6 autres se rapportent à des méningites chroniques.

Puis, il ajoute: « Dans la littérature médicale, je ne trouve nulle part mentionné de façon explicite le symptôme décrit par moi. Il s'est produit un malentendu entre moi et le secrétaire qui a rédigé le procès-verbal de la séance du 21 septembre 1882 de la Société générale des médecins de Saint-Pétersbourg, lorsque celui-ci prétend que Seitz, dans un opuscule paru à Berlin en 1874, a décrit ce symptôme comme une manifestation partielle fréquente parmi les contractures spasmodiques généralisées qu'on observe chez les adultes dans les cas de méningite tuberculeuse. Il suffit de parcourir les passages correspondants qui figurent dans le livre de Seitz, aux pages 272 et 273, pour se convaincre immédiatement qu'il n'est pas question de tout cela. Il y est fait mention d'un cas où, lors des tentatives faites pour placer le malade dans la position assise, il est survenu par deux fois un accès tétaniforme. Plus loin, donnant une description générale des contractures, Seitz dit qu'au moment où les malades se placent dans la position assise, et lors des mouvements, la raideur devient beaucoup plus nette. Enfin, il ajoute textuellement ceci: « Quand on veut placer le malade dans la position assise pour l'examiner, on se heurte partout à des contractures : tête, dos, bras, jambes, deviennent rigides, se laissent difficilement fléchir, et les mouvements spontanés et les mouvements passifs ne s'effectuent que lentement, et d'une façon très anguleuse. » De l'ensemble, il ressort clairement que Seitz rapporte cela seulement à quelques malades isolément, et à certaines périodes de l'évolution de la maladie ; en outre, ainsi qu'on le le voit, il insiste sur ce qu'on ne réussit pas à fléchir les membres, tandis que moi, au contraire, j'insiste sur ce qu'on ne réussit pas à les étendre.

« Après Seitz, Huguenin, dans le Compendium de Ziemssen, mentionne quelques cas de méningite avec rigidité tétanique survenue dans les moments où les malades se redressaient pour s'asseoir. Mais il ne parle pas, dans le reste de son travail, des contractures des fléchisseurs dont il a été question ci-dessus. »

Kernig passe ensuite en revue une série de travaux et de traités classiques, se rapportant à l'histoire de la méningite, et dont aucun ne fait mention du symptôme qu'il a décrit, la contracture de flexion « Flexions-contractur » apparaissant seulement dans la position assise.

Le mémoire de Kernig ne semble pas avoir eu un grand retentissement. Pendant toute la période de temps qui s'écoula entre l'année 1884 et l'année 1898, époque où M. Netter le tira de l'oubli où il était tombé ; cinq auteurs seulement publièrent des observations où était recherché le nouveau symptôme de la méningite signalé pour la première fois par l'auteur russe.

En 1885, Bull (1) constate son existence dans 3 cas,

(1) Bull. — Ueber die Kernig'sche Flexionscontractur der

le premier, il signale sa présence ailleurs que dans la méningite : il le trouva, en effet, dans un cas de thrombose du sinus transverse gauche, consécutive à une carie du rocher qui avait compliqué une otite moyenne. Les deux autres observations se rapportent à des méningites tuberculeuses; dans l'une, il existait un tubercule isolé du cervelet. Dans aucun de ces cas, l'auteur ne fait mention de l'état des méninges médullaires.

L'année suivante, Henoch (1) publie une observation de méningite cérébro-spinale, où se montra nettement le signe de Kernig, qui « persista, dit-il, quoique moins marqué, fort avant dans la convalescence ». Ce fait avait déjà été signalé par Kernig, et nous en trouverons plus loin des exemples. L'auteur cite encore trois cas de méningite cérébro-spinale, où existait aussi le même signe. Par contre, il le chercha vainement chez un malade atteint de méningite cérébro-spinale, dont il rapporte l'observation détaillée, et dans un cas de méningite tuberculeuse.

Plus tard, il revient encore sur le même sujet dans son Traité des maladies des enfants (2).

Une épidémie de méningite cérébro-spinale qui régna à Copenhague en 1886 donna à Friis (3) l'occasion d'observer le signe de Kernig chez un grand nombre de malades. Sur les 110 cas de méningite céré-

Kniegelenke bei Gehirnkrankheiten (*Berliner klinische Wochenschrift*, 23 novembre 1885, n° 47, p. 772).

(1) Henoch. — Zur Pathologie der Meningitis cerebro-spinalis (*Charité Annalen*, 1886, p. 580).

(2) Henoch. — Vorlesungen über Kinderkrankheiten, 7e éd., p. 320

(3) A. Friis. — Om den i Kjobenhavn i Aaret 1886 herskende epidemi of Meningitis cerebrospinalis. Thèse de Copenhague, 1887 p. 154.

bro-spinale épidémique qu'il rapporte dans sa thèse, il en signale 60 où le signe de Kernig fut recherché; on le trouva 53 fois, et son absence ne put être établie d'une façon certaine que 3 fois. C'est la statistique la plus importante qui ait été publiée jusqu'ici, celle qui porte sur le plus grand nombre d'observations : elle montre que ce symptôme possède réellement une certaine valeur.

Friis le rechercha encore en 1891 (1), lors d'une nouvelle épidémie de méningite cérebro-spinale, qui lui permit de confirmer ses précédentes observations : le signe de Kernig existait 21 fois, sur 26 malades examinés.

Enfin, Blümm (2) le rencontra sept fois sur neuf cas de méningite cérébro-spinale.

Puis le silence se fait; les traités de pathologie publiés à l'étranger ou en France ne font pas mention du signe de Kernig, à l'exception cependant de Hirt (3), qui s'exprime en ces termes : « Un fait bien caractéristique, mais paraît-il, assez rare, réside dans ce fait que les patients, quand ils sont assis, ne peuvent étendre les genoux (contracture de flexion de l'articulation du genou, de Kernig). Ce phénomène est dû à une contracture des fléchisseurs qui disparaît dès qu'on supprime l'état de flexion du fémur dans l'articulation coxo-fémorale. Bull en a publié plusieurs observations. »

(1) A. Friis. — Om meningitis cerebrospinalis epidemica. *Ugeskrift for Læger*, 1892, p. 407 et 431.

(2) Blumm. — Ueber Meningitis cerebrospinalis epidemica. *Münchener medicinische Wochenschrift*, 25 juin 1889, n° 26, p. 446.)

(3) Hirt. — Pathologie et Thérapeutique des maladies du système nerveux. Traduction, M. Jeanne, 1891, p. 16.

Strümpell (1) aussi parle incidemment de la contracture décrite par Kernig dans la méningite cérébro-spinale.

Le signe de Kernig semblait donc ne devoir jamais entrer définitivement dans la symptomatologie classique des méningites, lorsque, en 1898, M. Netter consacra à son étude une de ses leçons cliniques de l'hôpital Trousseau (2). Il y établit la valeur de ce symptôme « des plus constants », qui fut trouvé 23 fois sur 25 cas de méningites cérébro-spinales ou tuberculeuses. Un peu plus tard, dans une communication à la Société Médicale des hôpitaux, M. Netter (3) signale de nouveau l'importance du signe de Kernig, « qui permet de poser le diagnostic, même en l'absence de la plupart des signes classiques des méningites ». Le total des cas où il eut l'occasion de noter sa présence s'élève à 41, sur 46 observations.

Depuis cette époque, de nombreux médecins, en France et à l'étranger, recherchèrent ce nouveau symptôme et publièrent leurs observations,

En Amérique, J.-B. Herrick (4) consacre à l'étude du signe de Kernig un long travail, dans lequel il rapporte 19 observations de méningite, où ce symptôme existait

(1) Strümpell. — Traité de Pathologie spéciale et de Thérapeutique des maladies internes. Traduction, J. Schramme, 1898, t. I.

(2) Netter. — Diagnostic de la méningite cérébro-spinale (signe de Kernig; ponction lombaire.) (*Semaine Médicale*, 29 juin 1898, n° 35, p. 281.)

(3) Netter. — Importance du signe de Kernig pour le diagnostic des méningites. (Société Médicale des hôpitaux, 22 juillet 1898, *in Bulletins*, n° 27, p. 639.)

(4) J.-B. Herrick. — Concerning Kernig's sign in meningitis. (*The American Journal of the Medical Sciences*, juillet 1899, n° 327, p 35)

17 fois. Il le rencontra en outre dans un cas d'hémorrhagie méningée, et chez une malade atteinte d'arthrite blennorrhagique du genou.

W. Osler (1) signale sa présence à peu près constante dans la méningite cérébro-spinale épidémique.

En Italie, A. Cipollina et D. Maragliano (2) constatent l'existence du signe de Kernig 5 fois sur 7 cas de méningite cérébro-spinale ou tuberculeuse. Mais ils le rencontrent aussi dans 3 cas de fièvre typhoïde, sans autopsie.

Mais déjà, en France, de nombreuses observations avaient été publiées, dont on trouvera le résumé plus loin, et où le signe de Kernig avait été recherché. Sa valeur diagnostique fut, comme on le verra, mentionnée dans un certain nombre de thèses. Et nous le trouvons encore cité dans quelques ouvrages publiés récemment (3).

Mais, depuis le travail de M. Netter, qui l'avait mis à l'ordre du jour, diverses opinions avaient été émises sur ce symptôme, et il régnait sur sa valeur et son importance une certaine incertitude. C'est pourquoi nous avons espéré faire œuvre intéressante en tentant une

(1) W. Osler. — The Etiology and Diagnosis of Cerebro-spinal Fever. (*British Medical Journal*, 24 juin 1899, n° 2008, p. 1521.)

(2) A Cipollina et D. Maragliano. — Del valore diagnostico del signo di Kernig. (*Gazetta degli Ospedali e delle Cliniche*, 13 août 1899, n° 97, p. 1020.)

(3) Comby. — Traité des Maladies de l'enfance, 3e édition, 1899.
Debove et Achard. — Manuel de Diagnostic médical, 1899, t. II.
Roger. — Introduction à l'étude de la médecine, 1899, p. 743.
Dieulafoy. — Cliniques médicales de l'Hôtel-Dieu, III, 1898-1899, p. 340.

étude d'ensemble du signe de Kernig : réunissant les diverses opinions des auteurs, les faits qu'ils ont publiés, et quelques observations inédites, nous avons essayé de dégager de tout cela une idée sur la valeur de ce symptôme, et une explication de sa pathogénie.

CHAPITRE II

ÉTUDE CLINIQUE ET SÉMÉIOLOGIQUE DU SIGNE DE KERNIG

Le signe de Kernig est caractérisé par l'impossibilité absolue d'obtenir l'extension complète de la jambe sur la cuisse, au niveau de l'articulation du genou, lorsque le malade est assis et la cuisse fléchie à angle droit sur le tronc. La cause de ce trouble fonctionnel réside dans la contracture des muscles fléchisseurs de la jambe. La contracture disparaît, par contre, et l'extension complète du membre se fait avec la plus grande facilité dès que le malade est replacé dans le décubitus dorsal.

Kernig (1) décrit en ces termes le symptôme qui porte son nom : Dans un certain nombre de cas de méningite aiguë, « les malades, lorsqu'ils sont couchés, présentent bien de la raideur de la nuque et du dos, mais non des contractures dans les membres. Ni les extenseurs, ni les fléchisseurs ne sont contracturés aux bras ou aux jambes : lorsque les malades tiennent leurs membres accidentellement fléchis, ceux-ci se laissent passivement étendre sans la moindre résistance. Si l'on vient à redresser les malades sur leur séant, et si, en particulier, on les fait asseoir sur le bord du lit, de façon que leurs jambes pendent au dehors (lorsque la raideur de la nuque et du dos est très accentuée, ce redressement n'est pas des plus faciles à exécuter), on observe deux choses : d'abord la contracture de la nuque et du dos

(1) KERNIG. — *Loc. cit.*, p. 829.

devient habituellement beaucoup plus intense; et, en second lieu, *il se produit une contracture des fléchisseurs de l'articulation du genou, et parfois aussi, de ceux de l'articulation du coude: si l'on essaie d'étendre les jambes sur les cuisses pendant que le malade est assis, on ne parvient pas à dépasser un angle obtus, d'environ 135°. Voire que là où le phénomène est très accentué, on n'arrive pas à dépasser l'angle droit.* »

La contracture des fléchisseurs de l'articulation du coude est très rare; nous n'en avons pas trouvé mention dans les observations publiées, et nous ne l'avons pas rencontrée.

La recherche du signe de Kernig est donc d'une extrême simplicité. Après avoir constaté l'absence de toute contracture aux membres inférieurs, dans le décubitus dorsal, on fait asseoir le malade et l'on essaie d'obtenir l'extension complète de la jambe. Le patient peut être placé, suivant la description de Kernig, sur le bord du lit, les jambes pendantes; mais on peut aussi lui faire prendre la position assise sans déplacer ses jambes de son lit, à la condition que celui-ci soit suffisamment dur pour former un plan horizontal sur lequel, par pression sur le genou, on essaie d'appliquer la face postérieure de la jambe et de la cuisse. Ce dernier mode de procéder paraît être le plus simple, c'est celui qui est figuré dans les photographies qui accompagnent la communication de M. Netter à la Société Médicale des hôpitaux (1), et que représente un dessin du livre de M. Dieulafoy (2).

(1) Netter. — Bulletin de la Soc. Méd. des hôp., 21 juillet 1898, n° 27, p. 614.
(2) Dieulafoy. — *Loc. cit.*, p. 342.

Enfin, il peut arriver que la raideur de la nuque et du dos s'exagère tellement lorsqu'on cherche à redresser le malade, qu'elle s'oppose d'une manière absolue à ce qu'on le place dans la posture assise. C'est ce qui existait dans un cas rapporté par MM. Leroux et P. Viollet(1) : un homme âgé de 40 ans entre à l'hôpital Saint-Joseph, présentant une ensellure lombaire très marquée due à la raideur de la nuque, du tronc et des membres inférieurs, raideur telle qu'il était impossible de faire asseoir le malade. « Il nous fut malheureusement impossible, disent les auteurs de l'observation, de constater le signe de Kernig, qui exige la position assise que nous ne pûmes faire prendre. » Le lendemain, « nous essayons à nouveau d'asseoir le malade pour rechercher le signe de Kernig, mais la raideur que cette manœuvre provoqua ne nous permit, pas plus que la veille, de le constater. » Le malade mourut et les lésions constatées à l'autopsie confirmaient le diagnostic de méningite précédemment porté. Dans de semblables cas, on peut essayer de rechercher le signe de Kernig à la manière du signe de Lasègue, dans la névralgie sciatique : laissant le sujet étendu sur le dos, on pliera ses cuisses à angle droit sur l'abdomen, et on essaiera d'étendre complètement la jambe. Une photographie représentant cette manière de procéder est reproduite dans l'article de W. Osler (2).

Mais cette méthode paraît inférieure à la méthode

(1) Leroux et Viollet. — Un cas de méningite cérébro-spinale simulant le tétanos. Impossibilité de constater le signe de Kernig; les contractures du tronc et des membres inférieurs empêchant le malade de prendre la position assise. (*Presse médicale*, 24 décembre 1898, n° 105, p. 361.)

(2) Osler. — *Lot. cit.*, p. 1521.

classique, surtout si nous en croyons l'observation suivante (1). Un enfant entre à l'hôpital des Enfants-Malades avec une légère contracture des extenseurs du rachis, et un peu de raideur dans la mâchoire : il a une céphalalgie légère, un peu de photophobie. « Nous songeons, dit l'auteur, à une méningite cérébro-spinale, diagnostic vers lequel nous faisait pencher l'existence du signe de Kernig, que nous avions cru trouver ; mais nous l'avions, paraît-il, mal cherché, laissant l'enfant couché, en fléchissant la cuisse sur le tronc, et en explorant dans cette attitude les mouvements de flexion et d'extension de la jambe sur la cuisse... Le lendemain, M. Cavasse, interne de M. Netter, examine notre malade, et nous montre que le signe de Kernig n'existe pas si on le recherche correctement, c'est-à-dire en asseyant l'enfant pour chercher à provoquer la flexion de la jambe sur la cuisse, flexion qui se produit spontanément, et qu'on ne peut faire disparaître tant que l'attitude du tronc reste la même. » Par la suite, le trismus augmenta, les contractures spasmodiques apparurent, et le diagnostic de tétanos s'imposa. On fit une injection intra-cérébrale d'antitoxine, et l'enfant guérit.

Il est donc préférable de rechercher le signe de Kernig de la manière indiquée par l'auteur. Mais il faut se placer dans certaines conditions particulières. M. Netter (2) insiste sur la nécessité qu'il y a de veiller à ce que le malade, étant assis, garde le corps droit, verticalement

(1) L. Ombredanne. — Un cas de tétanos traité par l'injection intra-cérébrale d'antitoxine. Difficulté du diagnostic avec la méningite cérébro-spinale. Absence du signe de Kernig. (*Presse médicale*, 3 sept. 1898, n° 73, p. 132.)

(2) Communication orale.

redressé, sans « s'affaler » à droite ou à gauche, sans se pencher en avant. Il faut, en outre, que les cuisses fassent avec le tronc un angle au moins égal à l'angle droit, mais jamais moindre. Cette condition est très importante, et pourrait, si elle n'était pas observée, faire croire, à tort, à la présence du signe de Kernig ; nous en verrons plus loin la raison. Si alors le malade étant placé dans cette posture que nous venons d'indiquer soigneusement, on ne peut obtenir l'extension complète des genoux, on est autorisé à dire que le signe de Kernig existe. Il faut savoir que ces tentatives d'extension de la jambe sur la cuisse sont souvent assez douloureuses, et qu'il faut parfois déployer une certaine force pour vaincre la contraction des muscles. Lorsque le phénomène est réellement présent, il y a contracture des fléchisseurs de la jambe, contracture de flexion, « Flexions-contractur », dit l'auteur, et cette contracture est invincible.

Le degré d'extension que l'on obtient au genou est très variable. Lorsque le signe de Kernig est très marqué, on ne peut dépasser l'angle droit (Voy. obs. XI); dans d'autres cas, plus fréquents, la jambe et la cuisse font entre elles un angle obtus d'environ 135°. Mais tous les intermédiaires sont possibles entre ces deux degrés extrêmes.

Le plus souvent bilatéral, le phénomène existe cependant quelquefois d'un seul côté, ou bien est plus marqué au niveau d'un genou. C'est ainsi que (obs. III), chez un enfant qui l'avait d'abord présenté des deux côtés, quelques jours plus tard, « le signe de Kernig persiste du côté droit; il a à peu près disparu à gauche». De même, dans une observation de Herrick, celle qui porte le n° 13 dans le tableau qu'il a publié (1), et où il est question d'une méningite tuberculeuse, le symptôme existait seulement à la jambe gauche; « à droite, on pouvait vaincre, avec une certaine force, la contraction des fléchisseurs ».

Enfin, et Friis l'avait déjà remarqué, son intensité peut varier d'un jour à l'autre (Voy. obs. III). « Il était présent, dit Henoch (2), dans deux cas de méningite cérébro-spinale, et cela, de telle manière, qu'il disparaissait complètement, ou presque, pendant les périodes de rémission, pour reparaître de nouveau pendant les périodes d'exacerbation; tout comme Kernig l'avait aussi observé dans un cas qui dura deux mois et demi, et qui se termina dans le marasme ». Le même fait se trouve aussi rapporté dans une observation de Herrick (Voy. obs. XXIV) : il s'agit d'une hémorrhagie méningée; le signe de Kernig existait pendant le coma, et disparaissait lorsque le malade reprenait toute sa connaissance. Enfin, son absence peut durer plusieurs jours, après lesquels on le voit reparaître. (Voyez obs. XVI). Il est donc indispensable, pour pouvoir affirmer que le signe de Kernig n'existe pas chez un malade, de l'avoir recherché à plusieurs reprises.

Son moment d'apparition ne peut être fixé d'une façon précise : il est assez variable. Mais les cas sont rares où il existe dès le début. Nous en avons trouvé deux seulement, dans les observations publiées jusqu'à ce jour : chez une petite fille atteinte de pneumonie (obs. VII), alors que la défervescence avait commencé, on voit brusquement la température remonter, et le

(1) Herrick. — *Loc. cit.*, p. 39.
(2) Henoch. — Charité Annalen. 1886, p. 582.

signe de Kernig apparaître en même temps que tous les autres symptômes d'une méningite (raideur de la nuque, troubles oculo-pupillaires, contractures, etc.). De même chez le malade qui fait l'objet de l'observation VIII, on vit le phénomène se manifester dès le début des accidents. Le plus souvent, le signe de Kernig ne se montre qu'au bout de quelques jours, vers le 3e ou le 4e jour de la maladie (Voy. obs. IV, VI, IX, XI, XIII, XIV, XVI, XVII). Dans tous ces cas, il s'agit de méningite cérébro-spinale ; dans les méningites tuberculeuses, son apparition se fait bien plus tardivement encore, et ce n'est guère que vers le 7e, le 9e et même le 17e jour qu'on le rencontre (Voy. obs. XX, XXI, XXII).

Ainsi que le montre la lecture de ces observations, il est exceptionnel que le signe de Kernig soit, à un moment quelconque de la maladie, un symptôme isolé : ce fait n'existe que dans trois observations (obs. I, III et IV) : il formait là à lui seul la symptomatologie de méningites cérébro-spinales reconnues à l'autopsie, ou par ponction lombaire et examen bactériologique. Le plus souvent, ce signe est précédé ou accompagné des symptômes habituels de l'inflammation des méninges et surtout de la contracture de la nuque. Il est vrai que Friis dit n'avoir pas trouvé, dans les nombreux cas qu'il a examinés, de relation entre le signe de Kernig et la raideur de la nuque ; que M. Netter ajoute : « Plusieurs de nos malades qui présentaient ce signe n'avaient pas de contracture, pas même des muscles de la nuque » ; nous ne pouvons nous empêcher de faire remarquer que dans la plupart des observations publiées, ce rapport existe, et quelquefois même d'une façon très nette. Ainsi, dans les observations VII, VIII, XIII, XVII, XVIII et XIX, la contracture de la nuque, accompagnée d'autres symptômes de méningite, apparut en même temps que le signe de Kernig; dans d'autres cas même (obs. XI, XII, XIV, XV) celui-ci ne se montra qu'après elle. De même, dans les dix-sept observations que publie Herrick, le signe de Kernig coïncida toujours avec la raideur de la nuque. Mais il y a plus : il cite un cas de méningite tuberculeuse chez l'adulte où, « le 5 octobre, il n'y avait pas de raideur de la nuque, pas de signe de Kernig. Le 7 octobre : la nuque est rigide, la tête rejetée en arrière, le signe de Kernig est prononcé ». Et l'auteur ajoute : « Il est intéressant de noter l'absence du signe de Kernig au début, et son apparition plus tard, lorsque la lésion des méninges devenait certaine ». Enfin, il faut se rappeler que cette opinion est l'opinion même de Kernig qui signale l'exagération de la raideur de la nuque et du dos, dans la position assise, en même temps que l'apparition de la « Flexions coutractur ». Nous avons insisté sur les rapports du signe de Kernig avec les autres symptômes de méningite, et surtout avec la contracture de la nuque, parce que, outre son intérêt clinique, cette question présente, comme nous le verrons, une certaine importance au point de vue du diagnostic et de la pathogénie.

L'époque de la disparition du signe de Kernig est aussi variable que son moment d'apparition : dans les méningites terminées par la mort, il persiste le plus souvent jusqu'à la fin; mais il peut disparaître pendant la période préagonique, alors que, chez le malade plongé dans le coma, la contracture a fait place à la paralysie. Eichorst a remarqué que souvent, à ce moment, la raideur de la nuque disparaissait. C'est ce qui explique

que si on recherche le signe de Kernig seulement pendant cette période, on soit exposé à ne pas le trouver et à croire qu'il a manqué pendant toute la durée de la maladie. Lorsque, au contraire, la guérison survient, le phénomène peut persister plusieurs semaines pendant la convalescence. C'est ainsi que dans l'observation de méningite cérébro-spinale publiée par Henoch (1), le signe de Kernig « persista, quoique moins marqué, fort avant dans la convalescence ». De même, Herrick rapporte deux cas de méningite cérébro-spinale, où l'on trouva ce signe depuis le 22 mars jusqu'au 2 mai, dans le premier; depuis le 26 mars jusque dans le courant de mai, dans le second. Un fait analogue est signalé dans une observation de M. Netter (obs. III), où le signe de Kernig persistait des deux côtés un mois après le début des accidents. D'après cet auteur, on pourrait ainsi faire le diagnostic rétrospectif de méningite.

Le signe de Kernig, on a pu le voir, est facile à chercher et à reconnaître : le contraste remarquable qu'il y a entre la facilité avec laquelle on étend le genou quand le malade est couché, et la résistance invincible que l'on rencontre quand celui-ci est assis ne permet pas la confusion avec une *flexion permanente* du genou due à une arthrite, à une myosite, à une *contracture permanente* d'origine nerveuse. Cependant, le signe de Kernig offre une certaine ressemblance avec le signe de Lasègue, qui existe dans la névralgie sciatique, et qui consiste dans l'impossibilité de fléchir la cuisse sur le bassin lorsque la jambe est étendue sur la cuisse. Mais une différence capitale les sépare l'un de l'autre : le signe de

(1) Henoch. — *Loc. cit.*, p. 580.

Lasègue est dû à la défense du patient, qui souffre de l'élongation de son nerf sciatique et qui contracte ses muscles pour s'y opposer. Dans le signe de Kernig, au contraire, il existe une *contracture* véritable et invincible. Dans la névralgie sciatique, on peut, assez difficilement, il est vrai, obtenir l'élongation complète du nerf sciatique par l'extension de la jambe sur la cuisse fléchie : c'est un moyen de traitement, par la méthode d'Hégar ou celle de Bonnuzi. Dans la méningite, lorsque le signe de Kernig existe, il faudrait déployer une force considérable pour vaincre la contracture des fléchisseurs, et obtenir l'extension de la jambe. On peut vaincre la contraction, on ne peut pas vainére la « Flexions-contractur », et c'est ce qui distingue le signe de Lasègue du signe de Kernig.

CHAPITRE III

VALEUR DIAGNOSTIQUE DU SIGNE DE KERNIG

Lorsque tous les symptômes de la méningite se trouvent réunis, lorsqu'on constate une céphalalgie violente, des vomissements cérébraux incoercibles, une constipation opiniâtre, lorsqu'il existe des troubles oculo-pupillaires, de la raideur de la nuque, des contractures, de l'obnubilation de l'intelligence, et avec cela une irrégularité du pouls et un ralentissement de son rythme, qui contraste singulièrement avec l'élévation de la température, lorsqu'on trouve tous ces signes, l'hésitation est difficile, et l'on peut, dès les premiers jours, porter un diagnostic presque assuré. Mais les cas sont rares, où le médecin a la chance de rencontrer, au lit du malade, une telle pléjade de symptômes; et il arrive bien plus souvent que le diagnostic se heurte à des difficultés vraiment considérables.

La céphalée, les vomissements, la constipation, les contractures, sont les symptômes cardinaux des méningites; mais encore faut-il, pour qu'ils aient toute leur valeur, qu'ils se trouvent réunis et que leur intensité soit grande. S'ils sont peu marqués, si l'un d'entre eux fait défaut, l'hésitation et les difficultés commencent; elles s'accroissent, et l'erreur devient presque fatale lorsqu'ils manquent tous, ou même, lorsqu'ils sont peu accusés au début, et n'apparaissent que tardivement. Et les cas de ce genre sont les plus communs: une méningite, surtout une méningite tuberculeuse, peut évoluer pendant plusieurs jours sans présenter aucun de ces caractères de la maladie, pathognomoniques par leur coexistence.

De même, si une méningite survient chez un organisme affaibli par la maladie première, elle pourra ne se manifester que par quelques signes fugaces, qui n'attireront pas l'attention. D'autre part, il arrive fréquemment que la méningite cérébro-spinale présente des symptômes analogues à ceux de la fièvre typhoïde, du tétanos (1), de certaines formes de la paralysie infantile (2).

En présence de semblables difficultés, on devait tout naturellement se demander s'il n'existait pas un signe qui permît de reconnaître la méningite dans tous les cas, et surtout dès le début, où les difficultés sont les plus grandes. Trousseau avait pensé autrefois que la tache méningitique pourrait bien être ce signe pathognomonique; mais il revint plus tard de lui-même sur cette opinion, comme devaient le faire après lui tous les auteurs qui proposèrent successivement, sans plus de succès, les lésions rétiniennes, l'attitude en chien de fusil, les contractures, etc.; sur aucun de ces signes, pris isolément, on ne peut asseoir un diagnostic certain de méningite. C'est alors que M. Netter terminait sa communication à la Société médicale des hôpitaux, le

(1) Chaillous. — Etude sur le tétanos *a frigore*. Th. de Paris, ma 1899.
Leroux et Viollet. — *Loc. cit.*
Ombredanne. — *Loc. cit.*

(2) Duquennoy. — Sur une forme à début douloureux de la paralysie infantile. Th. de Paris, juillet 1898.

22 juillet 1898 (1), par des conclusions d'où nous extrayons ces lignes. « *Le signe de Kernig... présente une grande valeur au point de vue du diagnostic des méningites de toute nature.... Il n'a été jusqu'ici retrouvé que dans les méningites. Il permet de poser le diagnostic, même en l'absence de la plupart des signes classiques des méningites...* ». Le signe de Kernig serait-il donc ce symptôme pathognomonique tant souhaité?

Si nous posons cette interrogation, c'est que d'autres auteurs l'ont fait avant nous, et que cette importante question de la valeur du signe de Kernig est toujours discutée.

Citons, tout d'abord, les termes mêmes dans lesquels Kernig apprécie l'importance du symptôme qu'il décrit : « Le phénomène est tellement frappant, la différence entre zéro et quelque chose, entre l'absence totale de contracture dans le décubitus horizontal et l'existence de cette même contracture dans l'attitude assise frappe tellement l'œil, que ce *symptôme est digne d'attirer l'attention*, et d'être recherché dans chaque cas particulier. Etant donnée la facilité de cette recherche, il y a lieu de l'*utiliser comme symptôme rapide d'orientation* dans la pratique hospitalière si encombrée... Quand le soupçon de méningite existera déjà, le symptôme en question parachèvera le diagnostic; en l'absence de tout soupçon de méningite, *la constatation de ce phénomène déterminera le médecin à rechercher les autres symptômes de la maladie*, et, pour compléter de suite ma pensée, à rechercher l'existence éventuelle d'une affection de la pie-mère ». L'auteur, on le voit, accorde une grande importance à son symptôme, mais ne va pas jusqu'à

(1) *Bulletins. — Loc. cit.*

dire que sa présence seule suffit à établir le diagnostic de méningite. Par la suite, A. Friis (1), Blumm (2), M. Netter, dont nous avons cité plus haut l'opinion, W. Osler (3), et, tout récemment, M. Dieulafoy (4), donnèrent une valeur prépondérante à la constatation du signe de Kernig qu'ils n'avaient pas rencontré en dehors de la méningite.

C'est sur ce dernier point que les auteurs ne sont pas complètement d'accord. Pour Bull (5), ce symptôme n'est pas la conséquence d'une méningite, ni même d'une lésion de la pie-mère, mais il indique simplement l'augmentation de la pression intra-crânienne, et c'est un simple adjuvant au diagnostic. Mais, à l'appui de cette théorie, il cite une observation d'un malade atteint de tuberculose du poumon, des ganglions lymphatiques, des reins et de l'intestin, et chez lequel on constata, en outre, un tubercule du cervelet, accompagné de tubercules miliaires sur la pie-mère cérébrale; il n'est pas fait mention de l'état des méninges médullaires. Mais dans ce cas il y avait, sinon méningite tuberculeuse au sens que l'on accorde généralement à ce terme, du moins lésions tuberculeuses de la pie-mère. Et l'autre observation ne semble pas plus probante : il s'agit d'un cas de thrombose du sinus transverse gauche, consécutive à une carie du rocher, conséquence elle-même d'une otite moyenne; il y avait adhérence des méninges à la portion pétreuse du rocher et excès de liquide céphalo-rachidien. Avec de telles lésions, la méningite paraît

(1) A. Friis. — *Loc. cit.*
(2) Blumm. — *Loc. cit.*
(3) W. Osler. — *Loc. cit.*
(4) Dieulafoy. — *Loc. cit*, p. 340, 341.
(5) Bull. — *Loc. cit.*

devoir fatalement exister, et l'on ne peut la nier absolument, car l'examen bactériologique du liquide céphalo-rachidien ne fut pas fait. Il existait de plus un pyopneumothorax gauche et des abcès emboliques dans les poumons.

Ce n'est donc pas sur ces observations que l'on peut s'appuyer pour affirmer que le signe de Kernig existe parfois sans méningite, ou sans lésions de la pie-mère. Cependant, Hénoch (1) partage l'avis de Bull, mais ne cite pas de nouveaux faits.

Or, en 1899, J. B. Herrick (2) ayant recherché le symptôme en question chez un très grand nombre de malades atteints d'affections diverses, le rencontra dans un cas d'hémorrhagie méningée (V. obs. XXIV); l'autopsie fut pratiquée, mais l'observation est malheureusement muette sur la topographie du caillot. Peu de temps après, MM. Vidal et Merklen (3) (obs. XXIII) publiaient une observation d'hémorrhagie méningée, avec signe de Kernig : le canal rachidien était inondé de sang liquide, et il n'existait d'autre lésion qu'une augmentation de volume de l'artère spinale postérieure. D'ailleurs, Kernig avait lui-même rapporté dans son mémoire deux cas d'hémorrhagie méningée, où existait le symptôme décrit par lui. Enfin, M. Klippel communiquait à la Société de Neurologie, au mois de novembre 1899 (4), l'histoire d'un jeune homme qui présenta pendant la vie tous les symptômes d'une ménin-

(1) Henoch. — *Loc. cit.*
(2) Herrick. — *Loc. cit.*
(3) Widal et Merklein. — *Bulletin de la Société Médicale des hôpitaux*, novembre 1899, n° 36, p. 899.
(4) Klippel — *Revue Neurologique*, 15 nov. 1899, n° 21, p. 791.

gite aiguë, y compris le signe de Kernig, et à l'autopsie duquel on trouva un volumineux abcès cérébral, à pus stérile, sans aucune trace de méningite (V. obs. XXV). Dans un autre cas (obs. XIX), on trouva aussi un abcès du cerveau; mais il existait en même temps une méningite suppurée qui expliquait la présence du signe de Kernig.

Il résulte de ces faits que *le signe de Kernig peut exister sans qu'il y ait méningite*, sans qu'il y ait inflammation des méninges, et qu'il ne peut donc en être un symptôme pathognomonique. Mais, dans ces cas, il y avait, à n'en pas douter, irritation des méninges, soit par le sang épanché, soit par l'abcès cérébral : en effet, et chez le malade de M. Klippel notamment, cette irritation se traduisait pendant la vie par tous les symptômes habituels d'une méningite aiguë : céphalée, vomissements, constipation, délire, cri hydrencéphalique raie méningitique, contractures. Ces signes sont d'ordinaire la conséquence d'une lésion méningée : dans ce cas, où les méninges étaient saines, ils ne pouvaient être que le résultat de leur excitation : que cette excitation fût directe, par l'abcès lui-même, ou, plutôt, indirecte et due alors à l'augmentation de pression intra-crânienne qu'il avait produite.

Cependant, certains auteurs ont cité des faits où le signe de Kernig aurait été trouvé, sans que l'on pût invoquer pour expliquer sa présence, ni méningite, ni même irritation méningée. J. B. Herrick (1), en effet, le rencontre « sur la jambe saine d'une femme qui était au lit depuis quatre jours, atteinte d'une arthrite blennorrhagique du genou. Durant tout ce temps, elle avait

(1) Herrick. — *Loc. cit.*.

gardé ses deux genoux fléchis, cette position étant la plus agréable pour elle. C'est ce qui explique la difficulté qu'elle éprouvait à étendre une jambe depuis si longtemps restée repliée. » Cette explication, que donne l'auteur, est très plausible en effet; d'ailleurs, la présence de l'arthrite de l'autre genou était loin de faciliter la recherche du signe de Kernig; et enfin, la ponction lombaire et l'examen bactériologique du liquide ne furent pas pratiqués, et l'on ne peut alors affirmer, à défaut d'autres détails cliniques, qu'il n'y ait pas eu méningite, car on a signalé des complications méningo-médullaires de la blennorrhagie.

Un peu plus tard, A. Cipollina et D. Maragliano (1) publièrent trois observations dans lesquelles « on nota le signe de Kernig, tandis que la méningite put être absolument exclue, tant par la symptomatologie et la terminaison de la maladie par la guérison, que par la ponction lombaire, qui donna un liquide céphalo-rachidien limpide. » Nous donnons ces observations *in extenso* (obs. XXVI, XXVII, XXVIII); comme on pourra le remarquer l'examen bactériologique du liquide céphalo-rachidien ne fut pas pratiqué : ce fait a une certaine importance; à défaut de l'autopsie (dans ces cas elle ne fut pas faite, car la guérison survint, ce qui ne veut pas dire qu'il faille pour cela écarter l'idée de méningite; les méningites cérébro-spinales peuvent guérir) à défaut de l'autopsie donc, il faut que l'examen bactériologique du liquide céphalo-rachidien ait été fait pour que l'on puisse affirmer l'absence de méningite; et cela, surtout lorsqu'on voit un malade (obs. XXVII) présenter « une rigidité extrême de la

(1) A. Cipollina et D. Maragliano. — *Loc. cit.*

nuque, du myosis, avec parésie de la pupille, du délire intermittent. »

M. Dieulafoy (1) cite une observation analogue à celles-là : « Il y a quelques mois, un de nos collègues est pris de symptômes qui pouvaient s'appliquer tout aussi bien à la grippe qu'à la fièvre typhoïde ou à la méningite. Après une phase indécise, l'apparition tardive des taches rosées lenticulaires et le séro-diagnostic permettent de préciser le diagnostic de fièvre typhoïde; mais notre collègue avait également des symptômes de méningite cérébro-spinale, y compris le signe de Kernig. Nous avons eu le bonheur de le voir guérir. Mais faut-il admettre, dans ce cas-là, que le signe de Kernig était dû à la fièvre typhoïde seule, ce qui va à l'encontre de tout ce que nous savons, ou bien peut-on supposer que la fièvre typhoïde était compliquée de méningite cérébro-spinale? Cette dernière hypothèse n'est pas impossible, ainsi que le prouve le fait suivant » ; et M. Dieulafoy cite une observation de M. Netter (obs. I) : chez un jeune garçon au cours d'une fièvre typhoïde nettement caractérisée, on vit apparaître le signe de Kernig, en l'absence de tout autre symptôme méningitique ; à l'autopsie, on trouva bien les lésions de la fièvre typhoïde, mais aussi celles de la méningite cérébro-spinale.

On ne peut donc, en l'absence de toute constatation anatomique ou bactériologique, faire état des observations de Herrick et de Cipollina et Maragliano. Et l'on peut dire encore actuellement que si le signe de Kernig ne se trouve pas seulement dans les méningites, il est

(1) Dieulafoy. — *Loc. cit.* p. 345.

cependant sous la dépendance exclusive d'une irritation méningée

M. Netter le recherche chez des enfants atteints de fièvre typhoïde, de pneumonie avec délire, de rhumatisme articulaire aigu, de zona, de maladies nerveuses organiques ou de névroses. En aucun cas il n'en trouva trace. J.-B. Herrick ne le rencontra pas davantage chez 25 individus sains, choisis au hasard; et chez 100 malades atteints d'affections diverses, et présentant des symptômes cérébraux, il ne le rencontra que dans les deux cas que nous avons cités plus haut (hémorrhagie méningée et arthrite du genou). Nous-mêmes l'avons recherché chez des typhiques, dans le service de M. Klippel, et ne l'avons pas rencontré chez les 5 malades que nous avons examinés à ce point de vue. Il a été cherché aussi, sans succès, dans plusieurs cas de tétanos (Chaillous (1), Ombredanne (2).

Mais parce que ce signe se rencontre parfois en dehors de la méningite, il ne s'en suit pas que l'on doive ne lui accorder aucune valeur. De nombreuses statistiques sont là pour démontrer le contraire.

Kernig (3) le trouva dans 15 cas de méningite aiguë (13 méningites cérébro-spinales épidémiques, 1 méningite suppurée, 1 méningite tuberculeuse), et dans 6 cas de méningite chronique. Büll (4), dans 3 cas de méningite aiguë; Henoch (5), chez deux malades atteints de méningite cérébro-spinale.

Nous n'insistons pas sur ces chiffres : les statistiques

(1) *Loc. cit.*
(2) *Loc. cit.*
(3) *Loc. cit.*
(4) *Loc. cit.*
(5) *Loc. cit.*

suivantes, qui portent sur un plus grand nombre de cas sont plus probantes. Friis (1), pendant l'épidémie de Copenhague de 1886, rechercha le signe de Kernig chez 60 malades atteints de méningite cérébro-spinale, et le trouva 53 fois, soit 88,3 p. 100; et son absence n'a pu être établie de façon certaine que 3 fois : dans 2 des 7 cas où il manquait, il était incertain, dans 2 autres, l'examen n'avait pas été fait d'une façon satisfaisante, dans les 3 derniers, il était réellement absent. Plus tard il le rencontra 21 fois sur 26 cas de méningite cérébro-spinale (80,7 p. 100). Blümm (2), sur 9 cas de méningite cérébro-spinale, trouva 7 fois le signe de Kernig (77,7 p. 100). Netter (3) le trouva 41 fois sur 46 cas de méningite (90 p. 100) : sur les 5 cas où il manquait, 3, du reste, n'ont été examinés qu'une seule fois, et un seul a été suivi d'autopsie. Il s'agissait, pour ce dernier cas d'une femme chez laquelle la recherche du signe de Kernig avait été faite quelques heures avant la mort, dans la période préagonique, et à l'autopsie de laquelle on constata une méningite cérébro-spinale mixte (association de méningite tuberculeuse). Deux des autres cas où le signe de Kernig était absent étaient des méningites tuberculeuses. Chez les 41 malades où le symptôme en question existait, il s'agissait 22 fois de méningites cérébro-spinales vraisemblablement pures (qui ont guéri à peu près dans la proportion de 2 sur 3) ; 6 fois, de méningites cérébro-spinales mixtes ; 12 fois enfin, la méningite était tuberculeuse sans association ; le dernier cas se rapporte à une méningite compliquant la fièvre typhoïde.

(1) *Loc. cit.*
(2) *Loc. cit.*
(3) *Loc. cit.*

Herrick (1) fit porter ses recherches sur 19 malades : il trouva 17 fois le signe de Kernig soit dans la proportion de 89,4 p. 100. 12 fois il s'agissait de méningites cérébro-spinales, où le symptôme en question manqua une fois : il avait été recherché peu de temps avant la mort ; les 7 autres cas ont trait à des méningites tuberculeuses.

Enfin, Cipollina et Maragliano (2) le rencontrèrent 5 fois sur 7 cas de méningite (71,4 p. 100) : il existait dans 3 cas de méningite cérébro-spinale ; il était absent deux fois chez quatre malades atteints de méningite tuberculeuse.

Ces diverses statistiques donnent, pour la présence du signe de Kernig, une proportion sensiblement analogue, et les pourcentages oscillent entre 71,4, chiffre le plus bas (Cipollina et Maragliano) et 90 p. 100, chiffre le plus élevé (Netter). Si pour faire une moyenne, on additionne ces différents chiffres (à partir de la statistique de Friis) on voit que, dans 167 cas de méningite, le signe de Kernig existait 144 fois, soit dans une proportion de 86,2 p. 100. Ce dernier chiffre reste à peu près le même si nous additionnons tous les cas de méningite aiguë publiés jusqu'à ce jour, et où le signe de Kernig fut recherché (3) : nous trouvons, en effet, 218 cas de méningite où le signe de Kernig fut trouvé 186 fois, soit dans la proportion de 85,3 p. 100. Il s'agissait dans 179 cas de méningites cérébro-spinales

(1) *Loc cit.*

(2) *Loc. cit.*

(3) Cas de Kernig, Bull, Henoch, Friis, Blümm, Netter, Herrick, Cipollina et Maragliano, obs. IV (les obs. I, II, III, sont comprises dans la statistique de Netter) à obs. XXII inclusivement, obs. XXIX à obs. XXXIV inclusivement.

de diverse nature, où le signe de Kernig existait 100 fois (89,3 p. 100); les 39 autres méningites étaient de nature tuberculeuse; le signe de Kernig y fut trouvé 26 fois (66,6 p. 100).

Il est certain qu'un symptôme que l'on rencontre 85 fois sur 100, environ, possède une réelle valeur et mérite d'être recherché soigneusement. Si, comme nous l'avons vu, il ne signifie pas toujours méningite, il signifie du moins toujours irritation des méninges, et, dans la plupart des cas, une telle indication est déjà précieuse.

Cependant, la valeur diagnostique du signe de Kernig est légèrement amoindrie par ce fait qu'il apparaît rarement dès le début de la maladie et rarement à l'état isolé : souvent, il est précédé ou tout au moins accompagné de symptômes qui ont déjà permis, ou permettraient, sans lui, de caractériser la maladie.

Il est, naturellement, des exceptions; telle l'histoire de ce petit malade atteint de fièvre typhoïde (obs. I) et chez qui le signe de Kernig fut le seul symptôme d'une méningite cérébro-spinale constatée plus tard à l'autopsie; telle aussi cette autre observation où ce signe exista seul (obs. IV) durant les huit jours qu'évolua une méningite cérébro-spinale; telle encore ces autres observations de M. Netter où le signe en question fut un indice précieux de méningites, confirmées par la ponction lombaire et l'examen bactériologique du liquide recueilli (obs. II et III).

Mais dans l'observation VII, nous voyons apparaître, en même temps que le signe de Kernig, au moment où la méningite complique une pneumonie en défervescence, et accompagnant la brusque remontée de la température, des troubles oculo-pupillaires très marqués, de la raideur de la nuque très accentuée, des contractures, des irrégularités de la respiration, de l'obnubilation intellectuelle. De même, dans l'observation XVII, nous le voyons précédé de céphalée intense, de vomissements, et accompagné de délire, de décubitus en chien de fusil, de contractures, de photophobie, de constipation avec rétraction de l'abdomen. Le malade qui fait l'objet de l'observation XVIII présentait aussi, en même temps que le signe de Kernig, de la céphalée, des vomissements, de l'obnubilation de l'intelligence, de la raideur de la nuque, une paralysie faciale gauche, de l'inégalité des pupilles, de l'irrégularité du pouls, la raie méningitique, une température élevée : « le diagnostic de méningite cérébro-spinale s'imposait », disent les auteurs.

Et nous pouvons encore citer l'observation XI, où l'apparition du signe de Kernig fut précédée de fièvre, de céphalalgie, de vomissements, de délire, d'irrégularité du pouls, d'hémiplégie faciale, de strabisme interne de l'œil gauche, de raideur de la nuque; l'observation XII, où il ne se montre que le 5ᵉ jour de la maladie, le diagnostic déjà fait par M. Florand, après la céphalée, les vomissements, la constipation, le décubitus en chien de fusil, la demi-somnolence, la contracture de la nuque, la raie méningitique, la dilatation des pupilles. De même encore, nous le voyons (ob. XV) apparaître tardivement, alors que la température élevée, les maux de tête, les vomissements, la constipation avec rétraction de l'abdomen, le délire, la raideur de la nuque, l'inégalité pupillaire ont déjà fait faire le diagnostic.

Dans ces cas, il s'agissait de méningites cérébro-spinales; dans les méningites tuberculeuses, le signe de Kernig se montre bien plus tardivement encore (Voy. obs. XX, XXI, XXII).

Ces faits montrent qu'il ne faut pas exagérer la valeur diagnostique du signe de Kernig : elle est réelle, mais elle n'est pas absolue. Il ne faut pas s'attendre à voir ce phénomène apparaître dès le début des accidents ; il ne se montre le plus souvent que dans la deuxième phase de la maladie, lorsque les troubles circulatoires, les troubles respiratoires, les contractures indiquent qu'à l'excitation des méninges supérieures, cérébrales, succède l'excitation des méninges bulbaires et médullaires. C'est un adjuvant au diagnostic, qui, comme le dit si bien Kernig, « parachèvera le diagnostic, lorsqu'on soupçonnera la méningite, et, en l'absence de tout soupçon de méningite, déterminera le médecin à rechercher les autres symptômes de cette maladie. » On ne peut s'appuyer exclusivement sur sa constatation pour établir un diagnostic ferme de méningite ; il ne peut en aucun cas remplacer la ponction lombaire, par exemple ; c'est « un symptôme rapide d'orientation ».

C'est donc seulement lorsqu'il existe qu'il peut servir au diagnostic différentiel et aider à distinguer de la méningite cérébro-spinale certaines formes de la grippe, de la fièvre typhoïde, de la paralysie infantile (Duquennoy), du tétanos (Ombredanne, Chaillous, Leroux et Viollet), du méningisme (obs. XXXV). Son absence ne permet en aucun cas de repousser le diagnostic de méningite ou d'excitation des méninges.

Il ne peut pas être utilisé pour différencier la méningite cérébro-spinale de la méningite tuberculeuse : bien que M. Marfan (cité par M. Dieulafoy) n'ait pas « en deux ans, trouvé une seule fois le signe de Kernig chez les jeunes enfants de son service atteints de méningite tuberculeuse », il existe néanmoins dans cette affection, mais plus rarement que dans la méningite cérébro-spinale : il ne peut donc pas servir à les distinguer l'une de l'autre.

Enfin, s'il est admis actuellement à peu près par tout le monde que le signe de Kernig a pour origine l'excitation des méninges médullaires inférieures et des racines nerveuses de la queue du cheval, il n'est cependant pas un indice certain de leur lésion, puisque dans l'observation de M. Klippel au moins (obs. XXV) il existait alors que la moelle et ses enveloppes étaient intactes.

CHAPITRE IV

Pathogénie du signe de Kernig

Si Kernig s'est contenté de décrire le signe qu'il a constaté, sans en rechercher la pathogénie, il n'en fut pas de même pour la plupart des auteurs qui s'occupèrent, après lui, de la question. Büll, Friis, Henoch, Netter, Cipollina et Maragliano, ont tenté, comme nous le verrons, de déterminer dans quelles conditions se produit ce symptôme. Les diverses explications qu'ils en donnent sont appuyées sur des faits probants, et paraissent fort bien expliquer la pathogénie du phénomène ; mais il se trouve qu'à chacune d'elles on peut aussi opposer des faits qui en diminuent la portée et la valeur; aucune d'elles ne peut être admise à l'exclusion des autres; peut-être peuvent-elles se compléter mutuellement ? Mais le dernier mot n'est pas encore dit et ne semble pas près de l'être.

Il ne faut pas, en effet, se dissimuler les difficultés d'une pareille étude. La physiologie pathologique des méningites est encore fort mal connue; les lésions trouvées à l'autopsie nous rendent mal compte des symptômes observés pendant la vie; ceux-ci ne paraissent pas être en rapport direct avec l'étendue de celles-là, et l'on a plutôt des données vagues que des connaissances positives.

I. — Bull constata la présence du signe de Kernig dans

deux cas où il trouva à l'autopsie un excès de liquide céphalo-rachidien. Et, pour lui, ce serait là la cause de la « Flexions-contractur » dans la position assise : elle ne serait pas due, comme le pensait Kernig, à une altération de la pie-mère seulement, mais bien à l'augmentation de la pression intra-crânienne et intra-rachidienne par conséquent, puisque les espaces sous-arachnoïdiens du crâne et du rachis communiquent largement ensemble.

Les deux observations que cite Bull ne sont pas absolument probantes : dans le premier cas, il s'agit d'un tubercule du cervelet, accompagné de tubercules miliaires sur la pie-mère, et de tuberculose des poumons, des ganglions lymphatiques, des reins et de l'intestin ; les ventricules cérébraux étaient très distendus, et contenaient environ 300 centimètres cubes d'un liquide limpide ; le troisième et le quatrième ventricule ainsi que l'aqueduc de Sylvius renfermaient aussi un excès de liquide. Dans le second cas, il est question d'une thrombose du sinus transverse gauche, consécutive à une carie du rocher due elle-même à une otite ; il y avait adhérence des méninges à la portion pétreuse du rocher, et excès de liquide céphalo-rachidien (quelques cuillerées, dans la fosse cérébrale postérieure). Si, dans ces deux cas, il y avait, à n'en pas douter, augmentation de pression intra-crânienne, il y avait aussi non moins certainement lésion de la pie-mère, méningite, tout au moins dans le premier cas et bien probablement aussi dans le second, et l'examen de la moelle n'ayant pas été pratiqué, on ne peut affirmer qu'il n'existait pas, au niveau des racines rachidiennes et surtout de la queue de cheval, des lésions capables d'expliquer la présence du signe de Kernig.

Mais nous pouvons citer une observation beaucoup plus probante que celles-là. M. Netter, lors d'une communication orale qu'il voulut bien nous faire au mois d'octobre dernier, attira notre attention sur une observation qu'il avait récemment publiée (voy. obs. XVI) et qui semble, en effet, être la confirmation expérimentale de la théorie de Bull; il s'agit d'un enfant atteint de méningite cérébro-spinale prolongée, chez qui la ponction lombaire fut pratiquée 11 fois: à des intervalles variant de 2 à 5 jours, M. Netter retirait de 30 à 70 grammes de liquide céphalo-rachidien; or, à plusieurs reprises, le signe de Kernig disparut après la ponction. C'est la seule fois que nous ayions trouvé noté ce fait, qui prouve l'importance de l'excès de pression du liquide céphalo-rachidien dans la pathogénie du signe de Kernig.

Un autre fait, quoique moins démonstratif, semble en être aussi une preuve. M. Klippel a rapporté à la Société de Neurologie (Voy. obs. XXV), l'observation d'un malade qui avait présenté tous les symptômes d'une méningite aiguë, y compris le signe de Kernig. Or, à l'autopsie, les méninges furent trouvées intactes, non enflammées; il existait un très volumineux abcès occupant le centre de l'hémisphère gauche : le poids de l'encéphale atteignait 1.575 grammes. Il est probable que, là encore, on doit admettre que le signe de Kernig a été produit par l'augmentation de pression intracrânienne causée par un abcès assez volumineux, et ce fait viendrait encore appuyer la théorie de Bull. Cependant on ne peut l'affirmer d'une manière absolue ; on pourrait aussi, croyons-nous, expliquer l'existence du signe de Kernig dans ce cas par l'irritation, l'excitation du faisceau pyramidal (non détruit, puisqu'il n'y avait pas paralysie) par l'abcès, très voisin. L'excitation des neurones centraux aurait alors agi sur les neurones périphériques et provoqué l'état musculaire spécial auquel sont dus le signe de Kernig et la raideur de la nuque et du tronc, qui existaient chez ce malade. Il faut remarquer, cependant, que dans ce cas, on observa pendant la vie tous les signes classiques de la méningite aigue, qui fut diagnostiquée sans hésitation. Cette réaction des méninges a donc été la conséquence non de leur inflammation, puisqu'elles étaient saines, mais de leur irritation, soit directe par l'abcès cérébral soit indirecte, par l'augmentation de pression qui résultait de sa présence.

Enfin, dans une communication de M. Netter à la Société médicale des hôpitaux, nous avons noté cette phrase (1) : « Il est probable que, dans les méningites cérébro-spinales épidémiques terminées par la guérison, l'exsudat n'est pas purulent, et reste séreux. On ne comprendrait pas, du reste, pourquoi l'inflammation de la pie-mère et de l'arachnoïde serait toujours purulente, alors que dans les autres séreuses, l'inflammation aboutissant à l'exsudation purulente est au contraire l'exception. » Or, le signe de Kernig a été noté dans des méningites cérébro-spinales terminées par la guérison (Voy. obs. II, III, IV, VII, XIX), et dans ces cas encore, il serait dû, en admettant l'hypothèse de

(1) Netter. — Société médicale des hôpitaux, 20 mai 1898 (*in Bullet.*, 1898, p. 430.)

M. Netter, à une augmentation de pression intra-rachidienne.

Tels sont les faits à l'appui de la théorie de Bull, faits importants, probants, démonstratifs, surtout le premier : la disparition du signe de Kernig lorsque la ponction lombaire a diminué la pression intra-rachidienne. Mais on peut en citer d'autres, qui la combattent et qui prouvent que s'il est des cas où l'excès de pression céphalo-rachidienne joue un rôle dans la production du signe de Kernig, il en est d'autres, plus fréquents encore, où elle existe sans celui-ci.

En effet, Friis a fait remarquer, il y a longtemps, que le signe de Kernig ne se rencontre jamais dans les hydrocéphalies, et il n'y a pas été, à notre connaissance, trouvé depuis. De même, il n'apparaît pas davantage dans les tumeurs du cerveau, de la moelle, des méninges, l'hémorrhagie cérébrale, où pourtant la pression intra-rachidienne est augmentée ; l'observation de M. Klippel est unique jusqu'à présent.

Enfin, dans la méningite tuberculeuse, où manque si souvent le signe de Kernig, nous l'avons vu, « *toujours* la quantité du liquide céphalo-rachidien est augmentée » (Péron) (1), ou tout au moins « l'hydrocéphalie ventriculaire existe dans plus de la moitié des cas » (Marfan) (2).

Pour essayer de nous rendre compte du rôle de l'augmentation de la pression intra-rachidienne dans la pathogénie du signe de Kernig, nous avons fait, chez le

(1) Péron. — Recherches sur la tuberculose des méninges. *Archives générales de médecine* (nov. 1898, n° 11, p. 567.)

(2) Traité des maladies de l'enfance, t. IV. Article méningite tuberculeuse.

lapin, quelques expériences consistant à injecter, après ponction lombaire, une certaine quantité de sérum artificiel stérilisé dans l'espace sous-arachnoïdien. Afin de ne pas modifier les conditions normales, nous n'avons pas voulu trépaner les vertèbres pour mettre à nu les méninges; il est alors assez délicat de pénétrer avec l'aiguille-trocart dans l'espace sous-arachnoïdien, espace virtuel s'il en fût, à l'état normal, sans blesser la moelle qui est immédiatement accolée aux méninges. Cet accident nous arriva une fois, au début, et nous injectâmes ainsi en plein tissu médullaire 3 ou 4 centimètres cubes de liquide : l'animal fut pris de contracture dans les membres postérieurs, que remplaça bientôt une paraplégie complète, accompagnée de relâchement des sphincters; des crises convulsives ne tardèrent pas à apparaître ensuite, et la mort survint au bout de 15 minutes. A l'autopsie, nous trouvâmes une congestion interne de la moelle, dans toute sa hauteur ; au niveau du renflement lombaire, on voyait très nettement la trace laissée par l'aiguille qui avait pénétré jusqu'au canal de l'épendyme,

Dans la suite, pour éviter semblable accident, nous eûmes toujours soin de pratiquer la ponction à la partie inférieure de la colonne lombaire : l'aiguille tombait alors au milieu des nerfs de la queue de cheval, plus difficiles à blesser que la moelle épinière, à cause de leur moindre volume et de leur mobilité. Les résultats que nous avons obtenus ont toujours été identiques : chez un lapin anesthésié ou non (nous avons vite renoncé à l'anesthésie pour cette petite opération à peine douloureuse, car elle a l'inconvénient de masquer les phénomènes qui se produisent et qui durent peu de temps), nous pratiquions à la partie inférieure de la colonne lombaire, et immédiatement en dehors de la ligne médiane, une ponction suivant une ligne très oblique en haut, qui amenait la pointe de notre aiguille-trocart au milieu du sac méningé. Après avoir fait avec la seringue une aspiration légère qui amenait quelques gouttes de liquide (teinté parfois d'un peu de sang) indiquant ainsi que nous avions bien pénétré dans l'espace sous-arachnoïdien, nous remplissions cette seringue de sérum artificiel stérilisé, et poussions très lentement l'injection : nous n'avons jamais injecté plus de 2 à 3 centimètres cubes de liquide : à ce moment, la résistance à vaincre était très forte, pour pousser le piston de la seringue et les phénomènes à leur maximum ; nous ne voulions pas d'ailleurs exagérer outre mesure la pression intra-rachidienne, afin de ne pas trop nous éloigner de celle qui peut exister dans les méningites. Presque dès le début de l'injection, l'animal était pris de convulsions dans les membres postérieurs qui se fléchissaient et s'étendaient alternativement avec une grande rapidité ; les pupilles étaient largement dilatées. Puis au bout de 10 à 15 minutes environ, les convulsions cessaient, mais les membres postérieurs restaient à peu près complètement paralysés, et les membres antérieurs présentaient, eux aussi, un léger degré de paralysie ; étendus sur le sol, ils ne peuvent supporter le poids du corps de l'animal qui essaye de se soulever sur eux. Mais, bientôt, il se produisait une amélioration graduelle : les mouvements revenaient complètement dans le train de devant, et l'animal, au bout de 25 minutes environ, pouvait avancer péniblement ; trois quarts d'heure à une heure après l'injection, il était complètement remis, pouvait se mouvoir sans difficulté et paraissait n'avoir jamais présenté aucun accident. A aucun moment, sur aucun de ces lapins, nous n'observâmes, pendant ou après les phénomènes qui suivaient l'injection, ni contracture, spontanée ou provoquée, ni rien qui rappelât, de près ou de loin, le signe de Kernig.

M. Langlois qui avait eu la bonté de nous donner quelques conseils au sujet de ces expériences, nous avait fait prévoir la fugacité des accidents observés, et due à la résorption rapide, par osmose, du liquide injecté sous pression.

Nous avons cité ces expériences à titre de document, et nous n'avons pas la prétention de nous appuyer sur elles pour infirmer la théorie de Bull : nous avons essayé de jeter un peu de clarté sur la question. D'ailleurs, au cours de ces recherches, nous avons été amené à reconnaître combien il est difficile d'élucider expérimentalement la pathogénie du signe de Kernig, qui nécessite chez le sujet examiné la position assise, posture bien « humaine », qu'on ne peut guère faire prendre à des animaux de laboratoire.

Aussi bien, les faits cliniques que nous avons cités au début de ce chapitre permettent-ils de se faire une idée sur le rôle de la pression intra-rachidienne dans la pathogénie du signe de Kernig. Si l'observation de M. Netter montre que l'excès de pression du liquide céphalo rachidien a une action indiscutable sur l'apparition de la « Flexions-contractur », les nombreux exemples où celle-ci manque, alors que celle-là existe, prouvent aussi que là n'est pas la seule cause du phénomène de Kernig, et qu'il en est d'autres, concomitantes peut-être.

II. — Ces autres causes, la majorité des auteurs a voulu les trouver dans l'irritation directe de la partie terminale de la moelle et des nerfs de la queue de cheval, entourés par l'exsudat méningé. C'est ainsi que Friis, Netter, Cipollina et Maragliano expliquent la production du signe de Kernig : « Le phénomène est dû à une irritation de la moelle spinale, irritation qui s'exagère quand le malade s'assied » (1). « Par suite de l'inflammation des méninges, les racines des nerfs deviennent irritables, et la flexion des cuisses sur le pelvis, lorsque le malade est assis, provoquant leur allongement et leur tiraillement augmente ainsi leur irritabilité. La tentative d'extension des genoux, impuissante à provoquer un reflexe contracturant les fléchisseurs de la jambe tant que le malade demeure étendu sur le dos, le fait naître dès que le patient prend la posture assise » (2).

Cette théorie de l'origine spinale du signe de Kernig est très séduisante. Il est en effet rationnel d'admettre que la contracture des fléchisseurs de la jambe, dans la position assise, doit être liée, comme il arrive pour les autres muscles, à l'excitation, soit des nerfs qui s'y distribuent, soit des origines de ceux-ci. Dans la méningite, dit Jaccoud (3), « à l'exception de la fièvre et de la douleur locale, les phénomènes initiaux ne sont pas l'expression directe de la phlegmasie des enveloppes ; *ils sont l'effet de l'irritation subie par le tissu nerveux au contact des membranes malades*. Cette irritation ne peut

(1) Cipollina et Maragliano. — *Loc. cit.*
(2) Netter. — Cité par Osler. *Loc. cit.*
(3) Jaccoud. — *Traité de Pathologie interne*, 6e éd., 1879, t. I, p. 373.

se manifester au dehors que si elle porte sur des parties excitables; or, dans la moelle, les racines nerveuses sont les seuls organes qui répondent à cette condition; *c'est donc à l'excitation anormale des racines qu'il convient d'attribuer les symptômes primitifs de la maladie.* Chaque ordre de racines réagissant d'ailleurs suivant ses attributs physiologiques, il est clair que ces phénomènes sont de deux espèces : des troubles de sensibilité (douleurs, hyperesthésies) irradiés selon la distribution des racines intéressées, témoignent de l'excitation morbide des racines postérieures; *des désordres de motilité (spasmes, hyperkinésies) révèlent l'irritation des racines antérieures.* » Il semble donc logique de penser que c'est à l'excitation des nerfs de la queue de cheval qu'il faut attribuer l'apparition du signe de Kernig. Et les faits paraissent confirmer cette manière de voir.

Pourquoi le signe de Kernig se trouve-t-il avec une si grande constance dans la méningite cérébro-spinale épidémique, où la partie inférieure de la moelle épinière et la queue de cheval sont presque toujours enveloppées d'un exsudat purulent, plus épais en ces régions que dans tout le reste de l'axe spinal, ou existant là seulement, alors qu'il manque sur le reste de la moelle ? N'est-il pas permis de voir entre l'existence du phénomène et la topographie des lésions, non pas seulement une coïncidence, mais une relation de cause à effet? D'autant plus que nous avons vu sa rareté dans la méningite tuberculeuse, où, précisément, les localisations spinales sont si rares, ou tout au moins, si rarement visibles à l'œil nu, et décelables seulement à l'examen microscopique(1); mais où, lorsqu'elles sur-

(1) Plusieurs auteurs (Liouville, Raymond, Ettlinger, etc.), pen-

viennent, elles sont « prédominantes à la partie postérieure de la moelle, *leur maximum siégeant au niveau de la queue de cheval*, et leur minimum, vers la région cervicale » (Rendu) (1). C'est l'opinion de M. Dieulafoy, lorsqu'il dit (2) : « Le signe de Kernig... n'existe pas dans la méningite tuberculeuse... quand la méningite est purement cérébrale .. Mais que la méningite tuberculeuse se diffuse aux méninges spinales, les symptômes médullaires s'ajoutent aux symptômes cérébraux et le signe de Kernig apparaît ».

Dans les observations rapportées à la fin de ce travail, on peut voir que lorsque le signe de Kernig existait, on trouva à l'autopsie, exception faite pour les cas que nous avons cités dans la première partie de ce chapitre, un exsudat enveloppant la partie terminale de la moelle et l'origine des nerfs de la queue de cheval ou une lésion quelconque de ces organes ou de leurs enveloppes. Chez le malade qui fait l'objet de l'observation I, et où le signe de Kernig fut le seul symptôme d'une méningite développée au cours d'une fièvre typhoïde, « au niveau de la queue de cheval, il existait une accumulation de sérosité ». De même, dans l'observation VI, nous trouvons signalée encore l'accumulation de liquide séro-purulent au niveau de la partie

sent que dans la méningite tuberculeuse la fréquence des lésions spinales est méconnue; pour certains, même, le méningo-myélite y est constante. Mais tous sont d'accord pour reconnaître que ces lésions tuberculeuses ne peuvent être soupçonnées à l'œil nu et que le microscope seul les laisse apercevoir; en outre, on les rencontre le plus souvent au niveau des ganglions spinaux (Ettlinger) et la symptomatologie, toujours à peu près nulle, consiste, lorsqu'elle existe, en des troubles de la sensibilité.

(1) Rendu. — *Cliniques Médicales*, t. II, p. 380.

(2) Dieulafoy. — *Loc. cit.*, p. 347.

terminale de la moelle, qui était en outre recouverte, à sa partie postérieure, de plaques fibrino-purulentes épaisses, se prolongeant le long de quelques racines nerveuses. Dans une observation de M. Dieulafoy (obs. VIII), il est noté encore que « du pus concret tapissait la face postérieure de la moelle, sous forme de placards échelonnés du haut en bas » et là « le liquide céphalo-rachidien était trouble et peu abondant » ; ce n'est donc pas par l'augmentation de la pression intra-rachidienne que l'on peut, dans ce cas encore, expliquer la présence du signe de Kernig. Signalons aussi une observation (obs. XIII), où la moelle était « entourée de pus, surtout vers sa partie inférieure et à la queue de cheval ». Ce malade avait présenté, pendant les premiers jours de sa maladie, outre le signe de Kernig, une contracture des avant-bras ; et l'on trouva à l'autopsie le renflement médullaire cervical entouré d'un « manchon purulent assez épais ». Ce fait est particulièrement intéressant et démonstratif. Chez un malade de M. Rendu (obs. XIV) « la moelle présente de haut en bas des exsudats entre la pie-mère et l'arachnoïde ». Enfin, dans l'observation d'hémorrhagie méningée, publiée par MM. Widal et Merklen (obs. XXIII) la topographie du caillot est soigneusement décrite : il était situé à la base du cerveau, ne remontait pas sur la face externe des circonvolutions, mais se prolongeait sur le bulbe et la moelle. Les méninges cérébrales étaient intactes ; le canal rachidien était inondé de sang liquide ; l'artère spinale postérieure était augmentée de volume et contenait des caillots, sur tout son trajet. Et les auteurs ajoutent (1). « Le

(1) WIDAL et MERKLEN. — *Bulletins de la Société Médicale des Hôpitaux*, 1899, n° 36, p. 899.

caillot n'irritait que les méninges du mésocéphale et celles de la moelle, et c'est sans doute dans l'irritation des méninges médullaires qu'il faut chercher le plus souvent la raison du signe de Kernig. » Par contre, ils citent deux cas de méningite tuberculeuse de l'adulte, où le signe de Kernig faisait défaut. « L'autopsie a révélé des tubercules dans les méninges cérébrales; mais sur les méninges spinales, examinées avec le plus grand soin, nous n'avons pu dépister à l'œil nu la moindre lésion tuberculeuse. » Le même cas se présenta chez le malade qui fait l'objet de l'observation XXXI : le signe de Kernig, recherché soigneusement à plusieurs reprises, ne fut pas trouvé pendant l'évolution de la maladie, et, après la mort, on ne trouva qu'au niveau de l'encéphale les granulations de la méningite tuberculeuse : les méninges médullaires ne présentaient, à l'œil nu, aucune trace d'altération.

On peut encore, croyons-nous, voir une preuve, clinique celle-là, de l'origine spinale du signe de Kernig dans l'époque de son apparition : c'est seulement, nous l'avons vu, au bout de quelques jours qu'on le constate, dans la deuxième phase de la maladie, lorsque l'apparition des troubles circulatoires, respiratoires, des contractures, montrent que l'excitation des méninges bulbaires et spinales suit de près celle des méninges cérébrales. Ou bien, s'il apparaît dès le début, il est accompagné de ces signes qui témoignent clairement de la participation de la moelle au processus inflammatoire. Et bien rares sont les cas qui font exception à cette règle.

Enfin, la « Flexions-contractur » peut être unilatérale, ou plus prononcée d'un côté que de l'autre ; nous en avons cité des exemples. Il est à croire que ces faits s'expliquent par une excitation plus intense en un point de la moelle et surtout des racines nerveuses, et due probablement à l'exsudat purulent qui les enveloppe. Cependant, dans certains cas, le signe de Kernig existait sans qu'il y eût de pus sur la moelle ; telle l'observation IX ; mais il y avait dans ce cas, congestion de la moelle lombaire, ce qui peut expliquer l'apparition de la « Flexions contractur ». De même, chez un autre malade (obs. XVIII) qui présenta le signe de Kernig, il existait à l'autopsie un exsudat sur toute la longueur de la moelle, et en plus grande abondance au niveau du renflement cervico-dorsal. Mais « du pus véritable s'est écoulé à l'ouverture de la dure-mère rachidienne, au niveau de la région lombaire. »

En outre, on peut constater dans l'observation XXIX que le signe de Kernig fit défaut ; et cependant à l'autopsie de ce malade, mort de méningite cérébro-spinale épidémique, on trouva du pus sur la moelle et les racines rachidiennes. Mais, dans ce cas, la recherche du signe de Kernig fut faite tardivement, la veille de la mort, alors que le petit malade était dans le coma. Et, dans cet état, toute contracture disparaît : Herrick, nous l'avons vu, signale ce fait après Eichorst. Il est probable que, « lorsque l'épanchement des produits liquides ou membraneux est effectué, la compression de la moelle et des racines en compromet la conductibilité ; de là, une paralysie toujours tardive et rarement complète ; ainsi, à toutes les périodes, les symptômes expriment simplement les effets de la lésion des méninges sur l'organe d'innervation qu'elles enveloppent » (Jaccoud) (1).

(1) Jaccoud. — *Loc. cit.*, p. 373.

Enfin, on a, dans ces derniers temps, publié des observations où le signe de Kernig existait en dehors de toute affection méningée. Ces observations, nous les avons analysées au chapitre précédent; nous avons fait remarquer combien, en l'absence d'autopsie, de ponction lombaire même, elles sont peu probantes; nous n'y reviendrons pas ici, nous contentant de dire que l'on ne peut véritablement pas s'appuyer sur elles pour combattre la théorie de l'origine médullaire du signe de Kernig.

Cette explication, et nous ne faisons que suivre ici l'opinion d'auteurs plus autorisés, nous paraît devoir être admise sans conteste. Mais l'observation publiée par M. Klippel (obs. XXV) montre que le signe de Kernig peut exister sans qu'il y ait *lésion* des méninges spinales; du moins, elle ne prouve pas qu'il puisse exister sans qu'il y ait excitation de ces mêmes méninges, par suite de l'excès de pression intra-rachidienne. Et si l'on ne peut dire que le signe de Kernig est un signe pathognomonique de la lésion des méninges spinales, on peut du moins dire qu'il est toujours la conséquence de leur excitation.

III. — Le signe de Kernig est un phénomène complexe: la contracture des fléchisseurs n'existe pas dans le décubitus dorsal complet, elle ne se produit que dans la position assise; et l'on ne saisit pas nettement comment cette irritation de la moelle et des racines rachidiennes qui est permanente, ne produit pas aux membres inférieurs une contracture permanente aussi; pourquoi les membres sont souples, les mouvements faciles lorsque le malade est couché, alors que dans la posture assise l'extension complète de la jambe, qui se faisait tout à l'heure si facilement, devient subitement impossible.

Les auteurs que nous avons cités plus haut expliquent ce fait en disant que l'irritation de la moelle spinale s'exagère quand le malade s'assied. Il est certain que, dans la position assise, la moelle subit une certaine élongation. MM. Gilles de la Tourette et Chipault (1) imaginèrent, pour le traitement des tabétiques, un appareil qui place ces malades dans la position nécessitée par la recherche du signe de Kernig, un peu exagérée par la flexion en avant : le patient est assis sur une table, les jambes étendues, maintenues dans la rectitude par une sangle passant autour de la table, au dessus des genoux pour empêcher leur flexion. Un appareil fixe le tronc et l'oblige à se courber en avant, en fléchissant le rachis. Des recherches expérimentales furent faites sur le cadavre avec cet appareil, et l'on obtint un allongement total, de la moelle et de la queue de cheval, qui fut de 11 millimètres au moins, et de 20 millimètres au plus. L'élongation de la moelle, des nerfs du cône terminal et des méninges est certainement moins prononcée lorsque le tronc reste à angle droit avec les cuisses, et qu'il n'y a pas flexion du rachis en avant, mais elle se produit cependant ; et l'on comprend que ces organes doivent se laisser d'autant moins tirailler et allonger, et sont d'autant plus aptes à réagir, qu'ils sont irrités et enflammés. Peut-être aussi se produit-il, lorsque le tronc est placé verticalement, une accumulation du liquide céphalo-rachidien dans la partie déclive du cul-de-sac méningé, produisant la compression de la partie inférieure de la

(1) Gilles de la Tourette et Chipault. — Académie de Médecine, séance du 27 avril 1897. *In Presse médicale*, 1899, n° 27, p. 161.

moelle et des racines rachidiennes qui s'en détachent. (Netter, communication orale.)

Toutefois, cette explication ne rend pas suffisamment compte de ce qui se produit, et nous pensons qu'il faut examiner dans ses détails le mécanisme du phénomène décrit par Kernig pour se rapprocher davantage de sa véritable pathogénie.

Pourquoi, en effet, la contracture siège-t-elle sur les seuls muscles fléchisseurs de la jambe, et non sur tous les autres muscles innervés par les nerfs de la queue de cheval? Et pourquoi cette contracture se produit-elle seulement dans la posture assise, lorsque la cuisse est fléchie à angle droit sur le tronc? Autant de questions auxquelles on ne peut répondre, croyons-nous, qu'après avoir précisé quelques points de l'anatomie et de la physiologie normales du membre inférieur.

Le groupe des fléchisseurs de la jambe, situé à la partie postérieure de la cuisse, se compose de trois muscles : le biceps, le demi-tendineux et le demi-membraneux. Insérés tous trois au même point du pelvis, sur la tubérosité ischiatique, ils vont, d'une façon générale, se fixer à la partie supérieure des os de la jambe. Solidaires dans leur action, ils fléchissent la jambe sur la cuisse, et, accessoirement, étendent la cuisse sur le bassin. Mais, dans la position assise que nécessite la recherche du signe de Kernig, ces muscles sont complètement passifs, et leur élasticité seule est en jeu : « La position d'un membre passif dépend de la tension élastique des différents groupes de muscles » (Landois) (1). En effet, lorsque la cuisse est étendue sur le bassin et la

(1) LANDOIS. — Physiologie humaine, 7e édition, traduction Moquin-Tandon, 1893, p. 565.

jambe fléchie sur la cuisse (comme cela se produit dans la position agenouillée, par exemple), la distance qui sépare la tubérosité ischiatique de l'extrémité supérieure du tibia et du péroné est aussi faible qu'elle peut l'être, et les trois muscles qui s'insèrent en ces deux points sont dans le relâchement le plus complet. Si, conservant toujours la jambe fléchie sur la cuisse, on fléchit à son tour la cuisse sur le tronc, jusqu'à l'angle droit, ou davantage, la distance augmente entre la tubérosité de l'ischion et l'extrémité supérieure des os de la jambe ; et elle atteint son maximum, si l'on étend alors complètement la jambe sur la cuisse fléchie, effectuant ainsi la même manœuvre que lorsqu'on recherche le signe de Kernig. C'est donc dans cette posture assise, les jambes étendues, que la tension élastique des muscles fléchisseurs de la jambe sera la plus considérable.

Or, leur élasticité est très faible. Henke (1) fait remarquer que ce qui caractérise ce groupe de muscles, c'est l'extrême brièveté de leurs fibres musculaires. La longueur de leurs tendons est remarquable surtout chez les deux plus profonds, et leur a valu leurs noms de demi-tendineux et de demi-membraneux : ces fibres tendineuses, inextensibles, occupent une grande partie de la longueur totale de ces muscles. Et tous les anatomistes décrivent, après Sœmmering l'intersection aponévrotique qui interrompt en leur milieu les fibres musculaires du demi-tendineux, diminuant encore leur longueur, et, partant leur élasticité.

Ces faits expliquent pourquoi ces muscles, rangés par

(1) Henke. — *Hand-Atlas der Anatomie des Menschen*. 1888. Text. t. I, p. 175.

Landois (1) dans le groupe des muscles pluriarticulaires présentent d'après cet auteur, et d'après Hueter et Henke (2), le phénomène de « l'insuffisance passive ». « Les longs fléchisseurs de la jambe, qui prennent leur origine sur la tubérosité de l'ischion sont trop courts pour permettre l'extension complète de la jambe quand la cuisse est fléchie » (Landois). Les clowns seuls, dit Henke, peuvent faire cette manœuvre; « il faut admettre, ajoute-t-il, que chez eux, à la suite des exercices faits dans leur jeunesse, les fibres de ces muscles sont devenues plus longues que celles des autres hommes. »

Il semblerait donc, d'après ces auteurs que le signe de Kernig existât normalement chez tout le monde, tout au moins à un très faible degré.

Après Herrick (3) qui a examiné à ce point de vue 25 personnes de tout âge et de tout sexe, en bonne santé nous avons cherché ce signe chez un certain nombre d'individus sains, et, comme lui, nous ne l'avons jamais rencontré. Dans quelques cas, à la vérité, l'extension complète de la jambe sur la cuisse fléchie sur le tronc ne s'obtient qu'avec une certaine difficulté, et l'on sent que l'on est arrivé à la limite de l'élasticité des muscles. Peut-être existe-t-il même certains sujets normalement constitués chez qui elle ne pourrait être obtenue; mais nous n'en avons pas rencontré. Et même dans ces cas, il est douteux que la flexion du genou soit très marquée et comparable à celle qui se produit si nettement chez

(1) Landois. — *Loc. cit.*, p. 570.
(2) Henke. — *Loc. cit.*, p. 175.
(3) Herrick. — *Loc. cit.*

les malades qui présentent très accentué le signe de Kernig.

Nous ne partageons donc pas complètement l'opinion de Landois et de Henke : l'extension complète de la jambe sur la cuisse fléchie sur le tronc est toujours possible, du moins tant que l'angle formé par la cuisse et le tronc n'est pas inférieur à l'angle droit. Si, en effet chez un individu sain que l'on a placé dans la position nécessitée par la recherche du signe de Kernig, les cuisses fléchies à angle droit sur le tronc, on obtient toujours l'extension complète des jambes, on voit au contraire le plus souvent les genoux se fléchir et le patient indiquer une sensation de tension douloureuse à la face postérieure de la cuisse, lorsque, lui faisant incliner le tronc en avant, l'angle que forment les cuisses et le tronc devient inférieur à 90°. Henoch (1) avait déjà observé ce fait : « Je puis affirmer, dit-il, et Bull le fait remarquer aussi, qu'il y a déjà à l'état normal une ébauche du phénomène (signe de Kernig), puisque lorsque la cuisse est fléchie sur l'abdomen, non pas à angle droit, mais à angle aigu, l'extension complète du genou est très difficile, ou même impossible. » Ceci montre combien il est nécessaire, lorsqu'on recherche le signe de Kernig, de veiller à la parfaite verticalité du tronc par rapport au plan du lit ; sinon on pourrait croire à l'existence de ce symptôme, alors qu'il est réellement absent.

Nous pouvons donc, croyons-nous, considérer ce premier point comme acquis : à l'état normal, chez un sujet sain placé dans la posture assise, les cuisses à angle droit sur le tronc, et les jambes dans l'extension

(1) Henoch. — *Loc. cit.*, p. 583.

complète, les muscles fléchisseurs de la jambe sont allongés à leur maximum, et leur élasticité est à peu près complètement épuisée.

Que leur élasticité vienne à être diminuée, très légèrement même, sous une influence quelconque, ces muscles deviendront trop courts pour permettre l'extension complète de la jambe, et le signe de Kernig apparaitra. Bien plus, que tous les muscles des membres soient frappés en même temps d'une même diminution de leur élasticité, c'est d'abord du côté de ces muscles fléchisseurs de la jambe, et grâce à leur disposition spéciale, que ce phénomène sera le plus sensible, et le plus nettement perceptible de la façon indiquée par Kernig. Si dans le système musculaire tout entier la tonicité augmente, si les fibres musculaires subissent une faible rétraction, qui diminue de peu leur longueur, ce trouble fonctionnel ne se traduira que par une légère diminution dans l'amplitude des mouvements; inaperçue partout ailleurs, celle-ci produira dans les fléchisseurs de la jambe, précisément à cause de leurs connexions anatomiques particulières, le phénomène de « l'insuffisance passive » de Landois, presque ébauché déjà à l'état normal, et le signe de Kernig sera constitué.

Or, dans les méningites, il existe une « raideur tonique particulière » (Hirt), un état d'hypertension musculaire, d'hypertonus pourrait-on dire, que traduisent et les secousses, et les tressaillements musculaires, et les attitudes spéciales, en flexion, en chien de fusil, par exemple, où les membres sont dans le relâchement musculaire le plus complet. C'est, en quelque sorte, le premier degré de la contracture : au repos, elle est à l'état latent, pour ainsi dire, et elle apparaît seulement à l'occasion des mouvements : le signe de Kernig la met en évidence à ce moment, alors que rien encore, dans le tableau symptomatique de la maladie, ne pouvait faire soupçonner son apparition dans les membres.

Parfois, la contracture réelle s'établit, permanente, et immobilise le membre : même dans le décubitus dorsal, les mouvements deviennent presque impossibles et l'on ne peut plus rechercher le signe de Kernig : cet auteur signale dans son mémoire un cas où la flexion des jambes était permanente, et existait même dans le décubitus dorsal.

Cette augmentation de la tonicité musculaire, exagération du phénomène normal, doit être, comme lui, sous la dépendance de la moelle : elle est la traduction de l'irritation médullaire quelle que soit, d'ailleurs, la cause de celle-ci. Le signe de Kernig n'est donc pas un réflexe, ainsi que le pensent certains auteurs. Comme le fait remarquer M. Jaccoud (1), dans la méningite, « les contractures, qui sont toujours exagérées par les mouvements, le sont rarement par le contact de la peau, à l'inverse de ce qui a lieu dans le tétanos. Ce phénomène négatif démontre que les contractures ne sont pas dues à un accroissement du pouvoir réflexe de la moelle, mais à une irritation directe des racines motrices ». Ce n'est pas la douleur provoquée par la tentative d'extension de la jambe et l'élongation du sciatique qui cause, par action réflexe, la contraction des muscles fléchisseurs : ce phénomène se produit dans la névralgie sciatique lorsqu'on recherche le signe de Lasègue; et nous avons fait remarquer, dans un précédent chapitre, la différence capitale qui sépare ce symptôme du signe

(1) Jaccoud. — *Loc. cit.*, p. 373.

de Kernig : dans ce dernier, il y a bien, véritablement, non pas contraction réflexe, mais contracture vraie, invincible, et cette contracture a pour cause directe l'irritation de la moelle et des racines rachidiennes surtout.

Il nous semble que ces considérations que nous venons de développer nous permettent d'envisager ainsi qu'il suit la pathogénie du signe de Kernig : à l'état normal, chez un sujet sain, placé dans la posture assise, les cuisses fléchies sur le tronc, et les jambes complètement étendues, les fibres des muscles fléchisseurs de la jambe sont allongées à leur extrême limite, et leur élasticité est à peu près complètement épuisée. Si, sous l'influence d'une irritation de la moelle, ou plutôt des racines rachidiennes (que celle-ci soit due à l'augmentation de la pression intra-rachidienne, ou à la présence d'un exsudat purulent) il se produit une augmentation de la tonicité musculaire qui diminue l'élasticité et la longueur de ces fibres, elles deviennent trop courtes pour permettre l'extension complète de la jambe sur la cuisse fléchie sur le tronc, et le signe de Kernig apparaît.

OBSERVATIONS

Nous avons cité textuellement, ou bien résumé ici les observations parues depuis la communication de M. Netter, inclusivement; nous en avons ajouté quelques autres, inédites (six). Nous n'avons pas rapporté les observations antérieures, qui ont été analysées en grande partie au cours de ce travail. Nous n'avons pas cru non plus devoir reproduire les observations de Herrick, simples résumés condensés en un tableau : nous avons cité plus haut ce qu'elles présentaient d'intéressant.

L'ordre adopté dans la classification de ces observations a été le suivant : un premier groupe comprend celles où le signe de Kernig fut trouvé (obs. I à XXVIII); *les plus intéressantes, celles qui démontrent le mieux la valeur du symptôme sont placées tout d'abord*. Les observations où manque le signe de Kernig se trouvent en dernier lieu.

I. — Observations des cas où fut trouvé le signe de Kernig.

Méningites cérébro-spinales : obs. I à XIX.
Méningites tuberculeuses : obs. XX à XXII.
Hémorragies cérébrales : obs. XXIII et XXIV.
Abcès du cerveau : obs. XXV.
Observations de A. Cipollina et D. Maragliano : obs. XXVI à XXVIII.

OBSERVATION I. — Netter. (Société médicale des hôpitaux, 22 juillet 1898) (1).

Fièvre typhoïde. — Existence du signe de Kernig en l'absence de tout autre symptôme méningitique. — Mort. — Autopsie : fièvre typhoïde compliquée de méningite.

« Il s'agissait d'un jeune garçon, qui présentait tous les symptomes d'une fièvre typhoïde au milieu du second septennaire : aspect typhique, sécheresse de la langue, ventre météorisé, diarrhée, rate augmentée de volume, taches rosées lenticulaires, sibilances dans toute l'étendue des deux poumons, urine albumineuse et riche en indican. La température était au-dessus de 40°, et à type continu. La recherche de la réaction de Widal montrait une agglutination à plus de 100.

« Le diagnostic de fièvre typhoïde n'était nullement douteux, et *j'étais très surpris de constater chez le malade l'existence du signe de Kernig en l'absence de tout symptôme méningitique* (ni délire, ni douleurs, ni phénomènes paralytiques ou convulsifs, etc.)

« Cet enfant succomba brusquement, après sept jours de traitement par la méthode de Brand.

« A l'autopsie, nous trouvions une perforation intestinale, des ulcérations des plaques de Peyer, présentant encore par places des bourbillons non détachés. Les ganglions mésentériques étaient tuméfiés et ramollis, la rate énorme. La culture établit la présence du bacille d'Eberth dans la rate et les ganglions.

« *Notre malade avait bien eu la fièvre typhoïde ; mais il avait eu également une méningite.* On trouvait sur la pie-mère centrale non seulement de l'injection, mais un petit nombre de taches purulentes. Les ventricules cérébraux contenaient une grande quantité d'un liquide trouble. *Au niveau de la queue de cheval il existait une accumulation de sérosité.* La culture a montré en

(1) *Bulletins de la Soc. Méd. des hôp.*, 1898, n° 27, p. 643.

ces deux points l'existence du staphyloccocus pyogenes aureus en même temps que du bacille d'Eberth. »

Obs. II (résumée). — Netter (1).

Méningite cérébro-spinale avec aphasie et hémiplégie droite, sans autres symptômes de méningite. — Signe de Kernig. — Ponction lombaire : méningocoques.

Il s'agit d'une petite fille de 7 ans, qui, vers la fin d'avril 1898, avait eu des vomissements, pendant une huitaine de jours, en même temps qu'elle se plaignait de fatigue dans les jambes.

Brusquement, le 30 avril, à 9 heures du matin, on s'aperçoit qu'elle ne peut plus parler, et dans l'après-midi, la mère se rend compte que l'enfant traîne la jambe droite en marchant et qu'elle ne peut plus se servir du membre supérieur droit. Trois jours plus tard, l'enfant amenée à la consultation, M. Netter constatait, en même temps que l'aphasie, une hémiplégie droite. Le lendemain, on note une certaine asymétrie de la face, dont le côté droit est paralysé. L'intelligence semble avoir toujours été conservée. Puis, les troubles moteurs s'amendent sensiblement. Vers la fin du mois de mai, l'enfant marchait assez bien, mais fauchait encore un peu ; la paralysie faciale avait complètement disparu, le bras restait raide. La parole commençait à revenir. Du côté droit les membres semblaient plus froids que du côté gauche. Cette fillette était apyrétique, lorsqu'elle fut amenée à l'hôpital, et si elle a eu de la fièvre à un moment donné, celle-ci a passé inaperçue.

Tous ces symptômes donnaient à penser que cette enfant présentait des troubles en rapport avec un tubercule cérébral et à première vue, il semble qu'on ne puisse s'arrêter à un autre diagnostic. Mais M. Netter, songeant à l'existence d'une petite épidémie de méningite cérébro-spinale, se demanda

(1) *Semaine médicale*, 29 juin 1898, n° 35, p. 281.

s'il ne s'agissait pas de cette affection. Reprenant l'interrogatoire de la mère, il apprit que la fillette avait eu, au début, de la contracture de la nuque, avec renversement de la tête en arrière. *De plus il constata l'existence du signe de Kernig.* On avait dès lors les plus fortes présomptions pour penser à la méningite. La ponction lombaire et l'examen du liquide céphalo-rachidien qui contenait des méningocoques confirmèrent ce diagnostic.

L'enfant guérit.

Obs. III. — Netter (Société médicale des hôpitaux, 22 juillet 1898) (1).

Méningite fruste, sans autre symptôme que le signe de Kernig. — Abcès à méningocoques de Weichselbaum au niveau du sacrum, probablement à la suite d'une ponction lombaire. — Guérison.

« ... Patrice H..., âgé de 4 ans 1/2, entre le 21 juin 1898, salle Archambault. C'est un bel enfant, habituellement bien portant, et alité depuis une semaine. Il a de la fièvre, surtout le soir. Son sommeil est agité. Il délire un peu la nuit. Il aurait eu des convulsions, qui ne se sont, du reste, jamais reproduites dans le service. Il souffre de vives douleurs dans les jambes et les genoux. Le soir de l'entrée, sa température est de 39°8.

» Le lendemain, au premier examen, on constate l'intégrité de la plupart des appareils. L'inspection de la poitrine fait entendre quelques râles sous-crépitants au-dessous du mamelon droit, sans qu'il y ait aucun foyer de matité. La rate est perceptible à la palpation, sous le rebord costal. L'enfant souffre surtout de la jambe gauche, qu'il immobilise un peu. La pression réveille la douleur à l'union du sacrum et des vertèbres, ainsi qu'aux mollets, et surtout à gauche.

« *La recherche du signe de Kernig montre qu'il existe des deux côtés. Quand on fait asseoir l'enfant, le genou droit et le genou*

(1) *Bulletins de la Soc. Méd des hôp.*, 1898, n° 27, p. 643.

gauche ne peuvent être étendus complètement. La résistance commence plus tôt à droite.

« Il n'y a pas de céphalagie. pas de modification du pouls ou de la respiration, pas de modification du côté des yeux.

« Il semble bien difficile, en présence de ces symptômes, de poser un diagnostic de méningite. Cependant, déjà très pénétré de la valeur du signe de Kernig, nous songions à cette possibilité, et, en vue de nous en assurer davantage, nous tentons le 20 juin une ponction lombaire. Contrairement à la règle, cette ponction reste blanche, bien que nous ayons pénétré entre les apophyses épineuses du sacrum et la cinquième lombaire. L'enfant, du reste, va mieux; la fièvre a disparu. *Le signe de Kernig seul persiste du côté droit. Il a à peu près disparu à gauche.* L'enfant s'alimente, remue les membres inférieurs. Il peut marcher.

« Le 27 juin, 37°6; persistance du signe de Kernig à droite.

« Le 1er juillet, la température commence à se relever, l'enfant paraît plus abattu. Cependant, en dehors du signe de Kernig qui est peut-être plus accusé, on ne trouve rien d'anormal.

« La fièvre continue à s'élever, restant aux environs de 38° le matin, montant le soir à 30°, 39°2 et même 40°, le 5.

« Le 8 juillet, l'enfant s'est plaint d'avoir souffert toute la nuit de la jambe gauche.

« Nous examinons attentivement l'enfant. Nous voyons qu'il immobilise le membre inférieur gauche. Les mouvements dans l'articulation de la hanche gauche sont libres. Il n'y a pas de contracture des adducteurs. Il ressent de la douleur à la pression au niveau des dernières vertèbres lombaires, du sacrum, des articulations sacro-iliaques. Si l'on fait marcher l'enfant, on voit qu'il boite et que son bassin s'abaisse à gauche à chaque pas.

« On le fait coucher sur le ventre, et l'on constate qu'à gauche du sacrum il existe une légère saillie. A ce niveau, il existe de la fluctuation profonde, donnant l'idée d'une collection longue de 7 à 8 centimètres, remontant jusqu'à la 4e lombaire.

« Du côté droit, il n'y a pas de saillie, mais il existe également de la fluctuation.

« Une ponction avec la seringue de Pravaz ramène un peu de pus jaune assez visqueux.

« Le 9 juillet, incision des deux côtés de la région sacrée. Issue d'un pus visqueux ayant un peu d'odeur. Drainage.

« L'abaissement de la température qui suit l'opération n'est pas de longue durée. La température reprit dès le 10 au soir le caractère rémittent.

« L'enfant est soumis au traitement par les bains chauds. La suppuration reste assez abondante, mais la fièvre baisse à partir du 10 juillet. La température est redevenue à peu près normale. L'enfant s'alimente, ne souffre plus. *Le signe de Kernig persiste des deux côtés.*

« L'histoire du petit malade n'est pas encore terminée, mais la guérison est en bonne voie.

« ... Le pus de l'abcès situé en arrière du sacrum renfermait le méningocoque.

« Si l'on tient compte de la production tardive de cet abcès qui doit avoir coïncidé avec le relèvement de la température, on ne peut se défendre de l'idée que cet abcès s'est développé à la suite de la ponction lombaire pratiquée le 22 juin. Cette ponction a amené du liquide dans le tissu cellulaire entourant le sacrum. On s'explique ainsi la présence du méningocoque que nous avons retrouvé dans le pus.

« Si cette explication, qui nous paraît fort plausible, est exacte, l'histoire de notre petit malade établit que celui-ci était bien atteint de méningite cérébro-spinale au moment de notre ponction, c'est-à-dire au moment de son entrée dans le service. Le signe de Kernig a permis de reconnaître cette méningite qui, dans cette première période, a bien mérité l'épithète de fruste. »

Obs. IV. — M. Florand. (Société médicale des hôpitaux 20 juillet 1898) (1).

Méningite cérébro-spinale, sans autres symptômes de méningite que le signe de Kernig. — Mort.

« Je viens d'observer à l'hopital Beaujon un nouveau cas de méningite cérébro-spinale chez un jeune homme de 16 ans, entré dans mon service avec une céphalée violente qui remontait à 2 ou 3 jours. Dès son entrée ce malade *présentait à un degré très prononcé le signe de Kernig*, qui m'a permis de faire le diagnostic, car pendant les huit jours de son séjour à l'hôpital, il n'a eu aucun autre symptôme de méningite. Le dimanche 17 juillet, il est tombé dans le coma, et est mort dans la soirée.

« Je n'ai pu avoir la vérification anatomique complète, mais l'examen du sang a révélé la présence du diplocoque de la méningite cérébro-spinale. »

Obs. V. — Dalché. (Société medicale des hôpitaux, 14 octobre 1898.) (2)

Méningite curable. — Hémiplégie gauche. — Signe de Kernig. — Pas d'autres symptômes de méningite.

« ... Une femme de 45 ans, d'une bonne santé habituelle, accusa brusquement une céphalalgie plus marquée du côté droit de la tête, en même temps que s'installaient des phénomènes de malaise, de courbature, avec un peu d'embarras gastrique ; au bout de 2 ou 3 jours, survinrent des troubles oculaires caractérisés surtout par l'existence de grandes plaques noires dans le champ visuel. Six jours après le début des accidents la malade tomba frappée d'un ictus ; je constatai une hémiplégie gauche totale, sans perte de connaissance, et une fièvre légère. *Le signe de Kernig était des plus nets.*

(1) *Bulletins de la Soc. Méd. des Hôp.* 1898, p. 640.
(2) *Bulletins de la Soc. Méd. des Hôp.* 1898, n° 30, p. 675.

Sans entrer ici dans tous les détails des symptômes, je posai le diagnostic de méningite, confirmé par M. Netter, qui voulut bien voir la malade avec moi. Cet état demeura stationnaire pendant une semaine environ, puis les phénomènes aigus s'amendèrent, la paralysie persista, si bien qu'aujourd'hui cette femme nous présente une hémiplégie ordinaire avec contracture plus marquée au bras. »

Obs. VI. — Netter. (Société médicale des hôpitaux, 6 janvier 1890.) (1)

Méningite cérébro-spinale épidémique. — Signe de Kernig. — Mort. — Autopsie

« Je vous présente le cerveau et la moelle d'un enfant de 6 ans, qui a succombé avant-hier dans mon service à une méningite cérébro-spinale.

« L'enfant a été admis le 3 janvier, au quatrième jour d'une maladie dont le début avait été soudain, au milieu d'une bonne santé habituelle.

« Le diagnostic de méningite cérébro-spinale avait été porté en raison de l'hyperthermie, de la douleur de tête et du tronc, de la raideur de la nuque, *de la présence du signe de Kernig*.

« Il n'y avait pas de paralysie ou de contractures, et l'on n'observait pas trace d'herpès.

« L'auscultation révélait l'intégrité absolue des organes thoraciques. Il n'y avait pas d'otite. Les urines renfermaient une quantité appréciable d'albumine.

« Je fis la ponction lombaire, qui me permit de retirer un liquide d'apparence assez claire, mais qui laissa cependant quelques grumeaux légèrement jaunâtres. Ce liquide s'écoulait avec une assez grande facilité, dénotant une tension nota-

(1) *Bulletins de la Soc. méd. des Hôp.* 1890, n° 1, p. 3.

ble. Il renfermait plus d'albumine que le liquide céphalo-rachidien normal.

« Malgré l'usage des bains chauds le malade qui, au moment de ma visite du 4, présentait un état comateux déjà marqué, succombait dans la soirée à 11 heures.

« A l'autopsie nous avons trouvé les lésions d'une méningite cérébro-spinale suppurée.

« L'exsudat fibrino-purulent prédomine à la convexité du cerveau. Il est surtout confluent au niveau du lobe frontal, où existe de chaque côté une plaque épaisse d'un jaune verdâtre, occupant une surface supérieure à celle d'une pièce de cinq francs.

« Sur le reste de la convexité, les îlots fibrino-purulents suivent les sillons séparant les circonvolutions.

On trouve un exsudat moins abondant à la base et sur le cervelet.

« Au niveau de la moelle, on voit des plaques fibrino-purulentes épaisses à la partie postérieure, et les traînées purulentes se prolongent le long de quelques racines nerveuses.

« Il existe une grande quantité de liquide séro-purulent dans les ventricules cérébraux, et au niveau de la queue de cheval. Les deux caisses du tympan, les viscères, ne présentent aucune altération importante. »

OBS. VII (résumée). — Rendu. (Société médicale des hôpitaux, 12 mai 1899) (1).

Méningite cérébro-spinale compliquant une pneumonie au 8e jour. — Signe de Kernig. — Guérison.

Il s'agit d'une fillette de 5 ans, née de parents sains et très vigoureux, n'ayant jamais été malade depuis sa naissance.

Une véritable épidémie domiciliaire avait éclaté dans la maison. Une de ses sœurs venait d'être prise d'une fièvre

(1) *Bull. de la Soc. Méd. des hôp.*, 1899, n° 18, p. 479.

intense, avec frisson initial. T. de 40°, et angine intense, avec adénite et otite consécutives. Le 3e jour l'oreille fut envahie, et le tympan perforé. L'otite suppurait depuis deux jours, quand notre petite malade fut prise à son tour. La sœur aînée une semaine plus tard, eut une pneumonie franche du sommet très intense comme manifestations fébriles, mais qui évolua régulièrement et entra en défervescence le 8e jour.

Dans la journée de samedi 18 février, rien ne faisait soupçonner, chez la petite fille qui fait l'objet de cette observation, l'imminence d'un état morbide. Dans la nuit, elle se réveilla en proie à un violent frisson, suivi d'une fièvre ardente, pendant laquelle elle eut des rêvasseries et du délire. Dès la matinée du dimanche, le Dr C. Petit appelé, arriva au moment où l'enfant venait d'avoir deux convulsions de courte durée, presque subintrantes. Il la trouva dans le coma, les pupilles égales et contractées le pouls à 140, avec la température de 40°,2, pas de dyspnée, ni d'oppression apparente. L'examen approfondi de tous les organes fut à ce moment complètement négatif.

M. Rendu, appelé le soir du même jour, vit l'enfant qui était à peu près dans le même état que le matin : inconsciente, sans vomissements, ni délire, température de 40°,8. Les pupilles étaient toujours serrées, la respiration courte (36 par minute) ; l'auscultation ne révélait rien.

On pense à un délire de pneumonie (bain à 33°, antipyrine).

Le lundi, la situation reste sensiblement la même.

Le mardi 21 février, 3e jour de la maladie, pour la première fois, l'auscultation dénote quelques indices d'une pneumonie : au sommet droit, respiration affaiblie, respiration prolongée et un peu rude.

Le mercredi, les signes de la pneumonie droite ne sont plus douteux. L'état général s'est aggravé ; anurie, respiration fréquente, pouls petit, à 140.

Le jeudi, aggravation des signes locaux et généraux. Le souffle occupe toute la moitié supérieure du poumon droit. Les urines sont rares et involontaires.

Le samedi, la défervescence commence : 38°,4 le matin; 37°,6 le soir.

L'enfant dort pour la première fois d'un sommeil tranquille deux heures dans la journée.

Mais la nuit est fort mauvaise, avec agitation, délire, insomnie.

Le dimanche matin 25 février, 8e jour de la maladie, la température est brusquement remontée à 40°; le pouls petit, précipité, marque 140. L'enfant a le regard fixe, la physionomie immobile. Elle ne voit pas les objets et on peut lui passer les doigts devant les yeux sans les faire cligner. Les pupilles sont largement dilatées, et presque insensibles à la lumière; les mâchoires sont serrées. La tête est renversée en arrière, et maintenue dans cette position par la raideur de la nuque. Les membres supérieurs sont contracturés dans le sens de l'extension, le bras gauche surtout est particulièrement rigide et on a de la peine à le faire fléchir. Aux membres inférieurs, c'est la flexion qui domine. Les cuisses sont rétractées sur le bassin; on les étend facilement quand l'enfant est couchée, mais très difficilement quand elle est assise (*signe de Kernig*).

En même temps, la respiration a pris le caractère bulbaire. Le souffle pulmonaire a reparu.

La pneumonie a subi une recrudescence, en même temps que s'est déclarée une méningite cérébro-spinale.

Du lundi au mercredi, les signes de méningite atteignent leur maximum : pupilles dilatées, insensibles à la lumière, anesthésie complète, raideur de la nuque, contracture des quatre membres; incontinence d'urine. Une eschare se produit au niveau de la région fessière.

Le jeudi 2 mars, pour la première fois, se manifeste une légère détente. La température, qui oscillait entre 39 et 39°,8, s'abaisse à 38°,8. La contracture est notablement moins prononcée sur les membres du côté droit; à gauche elle est encore très accentuée : la raideur de la nuque a diminué; le signe de

Kernig est encore évident. Il semble que la vision revienne vaguement.

Le vendredi, la pneumonie entre en défervescence, et parallèlement, les signes de méningite vont s'atténuant.

La contracture des membres inférieurs, et surtout des pieds, qui sont en extension, persiste jusqu'au 10 mars. Mais on assiste à la résurrection rapide de la petite malade, et le 15 mars, elle a recouvré toute sa vivacité, et les réflexes tendineux, très prononcés pendant la période de contracture, ont disparu.

L'enfant revue par le Dr C. Petit est actuellement complètement guérie, et ne garde aucune trace de ces graves accidents de méningite cérébro-spinale.

La ponction lombaire n'a pas été pratiquée. Mais M. Rendu pense que l'agent pathogène devait être le pneumocoque : « En effet, il ne nous paraît guère douteux que le même agent infectieux ait déterminé l'angine et l'otite de la première sœur, la pneumonie de l'aînée et la pneumonie compliquée de méningite cérébro-spinale de la cadette ».

Obs. VIII (résumée). — Dieulafoy (1).

Méningite cérébro-spinale. — Signe de Kernig. — Mort. — Autopsie.

Un homme arrive un samedi matin à l'Hôtel-Dieu, incapable de répondre aux questions, qu'il semble ne pas entendre. Il était, raconte son beau-frère, en bonne santé les jours précédents, et le matin même il était sorti de bonne heure pour se rendre comme d'habitude à son travail.

A peine au lit, le malade se couche en chien de fusil ; la bouche est légèrement déviée à gauche, et la moitié droite de la face est comme immobile et parésiée. Les yeux sont largement ouverts : les mains sont sans cesse agitées de mouve-

(1) Dieulafoy. — Cliniques médicales de l'Hôtel-Dieu, III, 1898-1899, p. 320.

ments. La pression du globe oculaire provoque par action réflexe, la contraction des mâchoires. La nuque et la région vertébrale sont raides et contracturées. Le *signe de Kernig est manifeste*. On ne constate rien ni aux poumons ni au cœur; la respiration est normale. Les urines sont très albumineuses. La fièvre est vive : pouls 90; température : 39°.

Le malade, en pleine torpeur, ne semble pas souffrir; il n'a pas de photophobie, il ne porte pas la main à la tête, il ne pousse ni plaintes ni gémissements. Néanmoins, malgré l'absence de symptômes douloureux, malgré l'absence de vomissements, les signes actuels : raideur de la nuque et du tronc, contractures musculaires, signe de Kernig, début rapide et fébrile de la maladie, prostration du malade, font admettre le diagnostic de méningite cérébro-spinale.

La nuit suivante, le malade est délirant et fort agité; il a un délire d'action, sans plaintes, sans vociférations; il souille son lit inconsciemment. Le dimanche matin, 2e jour de la maladie, la contracture est encore plus accentuée; on provoque la raie méningitique. Le lundi, même état, contractures, cris plaintifs, decubitus latéral *et signe de Kernig*. Par la ponction lombaire, on retire 3 centimètres cubes de liquide. Le mardi, 4e jour de la maladie, le corps est raidi et si contracturé que le tronc semble ne former qu'une pièce. La respiration est bruyante et précipitée : 80 respirations à la minute; pouls à 112. Le malade tombe dans le coma et meurt.

« L'autopsie confirme le diagnostic de méningite cérébro-spinale. A l'examen de l'encéphale, on trouve des traînées de pus concret à la confluence des principaux sillons. L'exsudat est ferme, difficile à écraser; il occupe l'espace arachnoïdien, il est appliqué sur le cerveau et bridé par le feuillet viscéral de l'arachnoïde. Les plaques purulentes sont abondantes à la face inférieure du cervelet, moins étalées et plus consistantes au niveau de l'espace perforé antérieur.

« Dans toute la hauteur de la moelle, on trouve le même pus

concret tapissant la face postérieure de la moelle épinière, sous forme de placards échelonnés de haut en bas. Le liquide céphalo-rachidien est trouble et peu abondant. » Il contenait des méningocoques de Weichselbaum.

Obs. IX (inédite) (1)

Broncho-pneumonie, compliquée de méningite le 12e jour. — Signe de Kernig. — Mort. — Endocardite végétante, greffée sur un rétrécissement mitral pur qui ne s'était traduit cliniquement par aucun symptôme.

C... (Paul), âgé de 47 ans, pharmacien, entre le 4 octobre 1800 à l'Hôtel-Dieu annexe, salle Saint-Bernard, lit n° 8, dans le service de M. le Dr Klippel.

Dans les antécédents personnels de ce malade, on relève une fièvre typhoïde en 1870, et une poussée de rhumatisme articulaire aigu en 1874. Depuis cette époque, sa santé était bonne. Pas de syphilis ni d'éthylisme.

Le 20 septembre dernier, il est resté longtemps sous la pluie, à vendre des journaux; rentré chez lui tout trempé, il s'est couché, et n'a pu se réchauffer de la nuit. La toux survient très rapidement, et s'accompagne d'une expectoration abondante, légèrement sanguinolente. En même temps, apparaît un point de côté violent, siégeant à droite, en avant, sous le mamelon.

Le lendemain, le malade essaye de travailler; mais il est bientôt forcé de s'arrêter, à cause de la douleur de côté, qui le courbe en deux, et de la toux, qui le secoue de plus en plus.

Il reste couché chez lui, puis entre à l'hôpital le 4 octobre.

Le lendemain on trouve ce malade à demi-assis sur son lit, en proie à une dyspnée assez modérée, mais cependant visible. La face est un peu congestionnée. Il se plaint d'une céphalée

(1) Observation due à l'obligeance de notre ami le Dr P. Fernique, alors interne du service de M. le Dr Klippel.

violente. La toux persiste toujours, très fréquente, survenant par quintes, et s'accompagnant d'une expectoration abondante, composée de deux parties, l'une, épaisse, rouillée, collée au fond du crachoir, l'autre, mousseuse, aérée, qui surnage.

A l'examen du thorax, on note de la matité en arrière, des deux côtés, avec de gros râles bronchiques reproduisant le bruit de tempête ; à droite, dans l'aisselle, il existe en outre un foyer de râles fins.

Les bruits du cœur sont réguliers, mais rapides et assourdis ; le pouls est à 120, la température à 40°C.

L'anorexie est complète, la langue est chargée, blanche ; il existe de la constipation. Le foie est de volume normal ; la rate est perceptible. Les urines sont rares, foncées, albumineuses.

Les jours suivants, se déroule le tableau clinique normal de la broncho-pneumonie. Puis les symptômes thoraciques s'amendent, en même temps que se produit la défervescence ; le 8 octobre, la température est redescendue à 37°, le matin.

Mais le 10, la température remonte le soir à 38°, et le 11, au matin, elle atteint brusquement 40°. En même temps apparaît de nouveau une céphalée violente ; dans l'après-midi survient un vomissement bilieux, très facile ; il y a de la diarrhée jaune, ocreuse ; il n'y a ni météorisme, ni douleur abdominale. L'auscultation révèle des signes de bronchite généralisée.

Le 13, la température continue à osciller au-dessus de 40°.

La dyspnée est très vive ; l'encombrement des bronches très marqué à l'auscultation.

Il existe du délire, assez calme. *Enfin, on note le signe de Kernig, très net*, qui fait penser à une méningite post-pneumonique.

Le 15, la raideur de la nuque apparaît, accompagnée de contractures dans les muscles du rachis, et dans les membres. Le diagnostic de méningite se confirme de plus en plus.

Le 16, le malade est dans un état de stupeur complète ; il

ne répond pas aux questions, qu'il paraît cependant comprendre. La sensibilité est complètement abolie; les contractures musculaires ont un peu diminué d'intensité; les réflexes sont exagérés, surtout à gauche; les pupilles sont inégales, la gauche étant beaucoup plus dilatée que la droite; il existe du ptosis du côté gauche. Pas de strabisme.

Incontinence d'urine et des fèces. Eschares fessière et trochantérienne du côté droit.

La respiration est rapide, embarrassée; il n'y a plus d'expectoration.

Le malade meurt sans convulsions à 1 heure de l'après-midi.

Autopsie. Pratiquée le 17 octobre, à 2 heures de l'après-midi.

Cerveau : A l'ouverture de la dure-mère cranienne, on trouve sur les circonvolutions une couche de pus verdâtre, tirant par endroits sur le jaune; il est crémeux, épais de 1 millimètre environ, tellement adhérent qu'on peut, avec une pince, en enlever de grands lambeaux.

La base du cerveau n'est pas recouverte de pus : il ne siège qu'à la convexité, où il recouvre : les premières circonvolutions frontales à leur face supérieure et interne dans toute leur étendue, des deux côtés; à gauche, le pied de la 2e frontale. A droite enfin, au niveau du pli courbe, existe une plaque de pus de 1 centimètre et demi de diamètre.

Les méninges sont congestionnées. A la coupe, le cerveau ne présente pas de lésions; il n'y a pas de pus dans les ventricules.

Le cervelet et le bulbe sont sains.

Moelle : n'est pas recouverte de pus.

Il existe seulement de la congestion de la moelle lombaire.

A la coupe, les régions cervicale et dorsale ne présentent rien de particulier. Au niveau de la région lombaire, on voit, sur toutes les coupes, un point rouge au niveau de l'épendyme, entouré d'une zone rosée, du diamètre total d'une tête d'épingle environ.

Mais l'examen microscopique ne montra pas d'hématomyélite centrale; on ne trouva qu'un très léger élargissement des cellules épendymaires.

La trachée, les plèvres sont saines.

Les poumons sont tous les deux fortement congestionnés. Des fragments, mis dans l'eau, surnagent. Mais sur les coupes, la pression fait sourdre des bronchioles des gouttelettes d'un pus jaune verdâtre, épais.

Athéromasie de la crosse de l'aorte et de l'aorte thoracique.

Cœur : Le cœur droit est intact.

A gauche, il existe une hypertrophie de l'oreillette, avec épaississement de ses parois.

L'orifice mitral présente des lésions considérables; vue par sa face ventriculaire, la mitrale apparaît sous la forme classique du museau de tanche : un cylindre dans lequel il est impossible de distinguer les deux valves fait saillie dans le ventricule : ses parois sont épaisses, rigides. A son extrémité inférieure, on voit un orifice arrondi, aux lèvres épaissies, admettant l'extrémité de l'index, et mesurant un peu plus de 3 cm. de circonfence. Vu par sa face auriculaire, l'orifice mitral apparaît sous la forme d'un anneau épais, bordé de végétations dures, irrégulières.

On trouve une péricardite sèche, récente; il n'existe pas de plaques laiteuses.

La rate est grosse, congestionnée, diffluente.

Les reins présentent un infarctus ancien à leurs extrémités inférieures. On distingue mal, à la loupe, les deux substances.

Le foie est volumineux. Le pancréas est mou et congestionné.

L'œsophage, l'estomac et les intestins sont sains.

Le pus des méninges inoculé à la souris la tue en 48 heures.

On trouve des pneumocoques en abondance dans le péritoine, le poumon, la rate et le sang.

Obs. X. — Rendu (Société médicale des hôpitaux, 6 janvier 1899 (1).

Méningite cérébro-spinale. — Signe de Kernig.

« ... Il s'agit d'un jeune collégien de quatorze ans, qui, vers la fin de novembre, fut pris, sans cause connue, de frissons, de fièvre, et de symptômes infectieux d'apparence typhoïde. A ces accidents succéda une éruption d'érythème noueux, qui amena une détente dans l'état général, et parut entrer en résolution. Au moment où la convalescence semblait s'établir, une troisième invasion fébrile se déclara, avec des symptômes de céphalée, de vomissements et de ralentissement du pouls, qui firent songer à de la méningite : en même temps, l'érythème polymorphe avait reparu sur le dos des mains, sous forme d'une éruption papuleuse.

« Quand je le vis, il y a quelques jours, je trouvai de la diplopie, et de la paresse des pupilles, de la lenteur des réponses, des vomissements manifestement d'origine cérébrale. En même temps, *le signe de Kernig existait nettement*, ainsi que la suppression des réflexes patellaires. Ces symptômes, joints à des douleurs irradiées aux cuisses et à de la rétention d'urine, indiquaient manifestement l'envahissement de la moelle, et je n'hésitai pas à diagnostiquer une méningite cérébro-spinale survenue tardivement au cours d'un état infectieux antérieur. »

Obs. XI. — (Netter) (2).

Méningite cérébro-spinale ayant débuté par une angine et un érythème à la racine des membres. — Signe de Kernig.

Une fillette âgée de 10 ans, habituellement bien portante, se plaignait depuis le 17 mai d'un peu de fatigue et de douleur

(1) *Bulletins de la Soc. de méd. des hôp.*, 1899, n° 1, p. 5.
(2) *Semaine Médicale*, 29 juin 1898, n° 35, p. 282.

dans les genoux. 10 jours plus tard, elle est prise d'un frisson, suivi de fièvre, de céphalalgie et de vomissements. Le médecin appelé porte le diagnostic de méningite tuberculeuse, et fait appliquer des vésicatoires derrière les oreilles. Dans la matinée du 31 mai, l'enfant présente pendant une demi-heure de la raideur du bras gauche. C'est le même jour qu'elle est amenée à l'hôpital. La malade se plaint de la tête et du ventre. La température est de 39°. On constate simplement un peu de rougeur de la gorge et un léger érythème à la racine des membres. On se demande s'il ne peut y avoir un commencement de scarlatine.

Le 2 juin dans l'après-midi, l'éruption, loin de progresser, s'est effacée. L'enfant présente du délire, de l'irrégularité du pouls. Il existe de l'hémiplégie faciale, du strabisme interne de l'œil gauche, en même temps que de la raideur modérée de la nuque. Le lendemain, la raideur de la nuque s'est accentuée. Il s'y joint de la raideur du tronc. La paralysie faciale est plus marquée. Il y a, de plus, de la paralysie du membre supérieur gauche très nette, et un certain degré de paralysie du membre inférieur. On constate avec une très grande netteté *le signe de Kernig aux genoux, que l'on n'arrive guère à redresser à plus de 90° quand l'enfant est assise.* Le délire est continu. L'enfant n'a pas reconnu ses parents ; on a peine à lui faire boire du lait.

Le 4 juin, les irrégularités du pouls sont plus prononcées. La respiration est très lente et présente un rythme de Cheyne-Stokes : trois inspirations fortes, suivies d'apnée. La raie méningitique est très marquée. L'hémiplégie, la raideur de la nuque ont encore augmenté.

On ne constate pas de signes nouveaux, le jour suivant.

Le lendemain, les parents emmenèrent l'enfant. Bien qu'il n'y ait pas eu autopsie, le diagnostic n'est pas contestable : la ponction lombaire a été pratiquée et a donné un liquide dans lequel on n'a pu déceler le méningocoque, mais la culture a démontré sa présence dans le sang.

Obs. XII (résumée). — Florand (Société médicale des hôpitaux 17 juin 1898) (1).

Méningite cérébro-spinale. — Signe de Kernig. — Ponction lombaire. — Mort.

Une jeune fille de 13 ans, sans antécédents héréditaires ou personnels, se plaint dans la journée du 29 mai de douleurs de tête avec douleurs d'estomac. Dans la nuit du 30 au 31 mai, elle est subitement reprise de céphalalgie violente avec vomissements. La céphalalgie persistera, violente, pendant toute la durée de la maladie. Les vomissements ont cessé le 5 juin.

Le 4 juin, la malade est somnolente, répond à peine aux questions, se plaint de maux de tête, et de douleurs d'estomac avec vomissements. Constipation. Pouls fréquent, régulier. Température 39°. Pas de photophobie, pas d'inégalité pupillaire, pas d'arythmie respiratoire.

Le 6 juin, raideur très accentuée de la nuque et du tronc.

Le 7, la malade est couchée en chien de fusil, dans un état de demi-somnolence. Sa tête est renversée en arrière, et il est impossible de la redresser; le dos et la nuque sont raides et très douloureux. Raie méningitique très accentuée; pas de paralysie des membres. Pupilles dilatées, mais égales.

Le Dr Florand porte le diagnostic de méningite cérébro-spinale.

Le 9 juin, dixième jour de la maladie, la somnolence s'est accentuée. Paralysie du côté droit, très marquée, surtout au bras.

« La malade reste dans le décubitus dorsal et paraît dans cette situation dans la résolution flaccide complète. Dès que l'on cherche à l'asseoir, sa nuque et son dos deviennent très raides : sa tête se renverse en arrière, et il est impossible de la redresser. La malade accuse des douleurs très vives dans

(1) *Bulletins de la Société médicale des hôpitaux*, 1898, p. 530; et in *Gazette des hôpitaux*, 1898, n° 70, p. 739.

cette région. » *Le signe de Kernig est très net : dans la position assise, la jambe se fléchit sur la cuisse, et il n'est pas possible de l'étendre.*

Dans la soirée, la malade tombe dans le coma et meurt.

La ponction lombaire a été pratiquée par M. Netter, et l'examen du liquide céphalo-rachidien a confirmé le diagnostic de méningite cérébro-spinale, porté pendant la vie.

Obs. XIII. — M. Roger (*in* thèse de Camiade, Paris 1899).

Méningite cérébro-spinale. — Signe de Kernig. — Mort. — Autopsie

« B... âgée de 30 ans, journalière, entrée à l'hôpital d'Aubervilliers, le 10 mai 1898.

« Trois jours auparavant, le 7, céphalée violente, diarrhée, rachialgie, vomissements ; le soir, les symptômes s'étaient aggravés, les sphincters étaient relâchés.

« Le 8, entrée à Andral, le 10 à Aubervilliers.

« La malade dit s'être un peu surmenée dans les derniers temps. On constate : raie méningitique sur l'abdomen, réflexes abolis, hyperesthésie cutanée, gargouillement dans la fosse iliaque, diarrhée (une seule selle, fétide,) urine fétide, relâchement des sphincters. Pas de vomissements. T., 38°5, matin ; 39°2, le soir.

« Le 11, raideur de la nuque, se lève tout d'une pièce ; avant-bras en demi flexion, un peu contracturés. Trismus Stertor. Herpès labial. Pouls à 112.

« Impossibilité de tirer la langue. Cornée vitreuse des deux côtés, conjonctives injectées. T. 39°2, matin ; 39° soir.

« *Signe de Kernig* très net.

« Le 12, urine albumineuse. Pas de raideurs ; mâchoire plus souple.

« La malade ne s'alimente pas. Opacité cornéenne s'accentue. Pas de selle depuis le 10 au soir. T. 38°8, matin ; 39° soir.

« Le 13, le sang n'a pas donné de cultures. Iodure de potassium et frictions mercurielles. T. 38°5, matin ; 38°3 le soir.

« Le 14, mort dans le coma à 4 h. 1/2 du soir. T. 28°4 matin, 40°0 soir.

« *Autopsie.* — *Cerveau* : A la base du cerveau, nappe purulente s'étendant en avant jusqu'au niveau du chiasma et remontant dans la scissure de Sylvius; en arrière, elle recouvre la protubérance et le pédoncule cérébelleux moyen, surtout à gauche ; sur le cervelet, le pus est moins abondant ; il s'infiltre néanmoins entre les deux hémisphères cérébelleux.

« A la face con ve du cerveau, le pus ne se rencontre qu'au niveau des va aux, et sur le lobe pariétal, près de la scissure interhémisph ique.

« *Moelle. Entourée d pus, surtout vers sa partie inférieure et à la queue de cheval; au niveau du renflement cervical, manchon purulent assez épais.*

« Dans les ventricules latéraux et le quatrième ventricule, il y a un liquide louche avec des grumeaux.

« Péricardite : exsudat purulent peu abondant; cœur mou, flasque ; myocarde dégénéré.

« Rien dans la plèvre ni dans le péritoine.

« Reins gros : 125 grammes. Foie dégénéré, mou, gros, 1340 grammes avec taches décolorées. Rate : 115 grammes.

« La ponction de la cornée ne donne pas de pus. Kératite. Exsudat fibrino-purulent dans la chambre antérieure. Iris normal.

« Corps thyroïde énorme, avec lésions histologiques analogues à celles observées dans la scarlatine : congestion, hypersécrétion de la matière colloïde (Roger et Garnier. La glande thyroïde dans les maladies infectieuses. *Presse médicale*, 10 avril 1899).

« *Examen du pus.* — Gros diplocoque non encapsulé, ressemblant un peu au gonocoque.

« Ce pus est injecté à deux souris (5 gouttes à l'une, et 8 à l'autre). Ces deux souris meurent l'une au bout de quatre jours l'autre au bout de sept jours. Chez un lapin, l'inoculation intra-veineuse de 10 gouttes de liquide des ventricules cérébraux ne produit aucun trouble.

« Dans le sang, on ne trouve que des impuretés. »

Obs. XIV (résumée) (1). — Rendu. — (*in* thèse de Camiade, Paris, juin 1899.)

Méningite cérébro-spinale simulant une fièvre typhoïde ataxo-adynamique. — Signe de Kernig. — Mort. — Autopsie.

M..., âgé de 17 ans, commis aux écritures au Ministère des Finances, entre le 0 décembre 1808, salle Trousseau, lit n° 33.

Le malade est entré à l'hôpital pour courbature générale, accompagnée de fièvre et de céphalée.

Ces troubles ont commencé nettement 4 jours auparavant, le lundi 5 décembre; mais déjà, depuis 3 jours, ce jeune homme se plaignait, en rentrant le soir de son bureau, de fatigue, et surtout de maux de tête; et, depuis plusieurs semaines, il se surmenait par un travail exagéré.

Le lundi 5 décembre, le malade a eu des épistaxis; puis il passait une nuit très agitée; la céphalalgie devenait continuelle, et l'état d'insomnie se poursuivait les nuits suivantes, en même temps qu'apparaissait une fièvre intense, accompagnée d'un délire habituellement doux et tranquille.

Le vendredi, sa mère se décide à le faire entrer à l'hôpital.

Examiné le samedi matin, il se présente à nous dans l'état suivant :

Le malade a l'air égaré; il regarde les assistants avec étonnement et hostilité, en marmottant des questions inintelligibles.

La figure est un peu rouge, les narines pulvérulentes, les lèvres sèches et fendillées; la langue est sèche, rôtie, sale, et

(1) Société médicale des hôpitaux, séance du 7 avril 1899, *in Bulletins*, n° 13, p. 300, et *in Gazette des hôpitaux*, 1890, 23 avril, n° 47, p. 439.

un enduit fuligineux la recouvre, ainsi que les gencives. L'examen est difficile, car le malade s'y refuse.

Dans son délire, il présente un ensemble d'idées en apparence raisonnées, accompagnées d'autres complètement incohérentes.

Quand on le découvre, on est frappé par les signes manifestes d'infantilisme que présente ce jeune homme; le thorax est étroit, les testicules, peu développés; l'apparence est celle d'un enfant de douze à treize ans, de développement moyen.

A la palpation, le ventre ne semble pas douloureux; la peau est chaude, car la température est élevée; il y a un peu de gargouillement dans la fosse iliaque droite.

Point de taches rosées lenticulaires.

A l'auscultation, point de signes pathologiques.

La rate présente un diamètre transversal de 14 centimètres.

Il a de la diarrhée ocreuse et fétide, peu abondante.

Le malade entend mal, mais, d'après les renseignements fournis, cette surdité est antérieure à la maladie, et consécutive à une otite droite ancienne. Cependant, des douleurs et des bourdonnements d'oreille semblent avoir coïncidé avec l'apparition de la maladie.

Ce dont se plaint le plus le malade, c'est d'une douleur à la nuque, très nette, avec raideur concomitante.

Il présente également de la rachialgie, qui est surtout accentuée quand on l'oblige à s'étendre pour l'examiner, car habituellement, il est courbé dans la position dite *en chien de fusil*.

Le 11, le malade a eu 6 bains froids en 24 heures; après chaque bain, il se produit une rémission de 3 ou 4 dizièmes.

Pouls : 140. La fièvre du soir au matin a varié de 40° à 38°.

On constate de la carphologie, symptôme qui n'existait pas le premier jour.

Le 12, inégalité pupillaire très accentuée, avec dilatation prédominante à gauche.

L'abdomen présente l'aspect du ventre en bateau.

La peau est cyanosée, marbrée; la raie méningitique y apparait de la manière la plus nette, mais assez longtemps après le frottement.

La diarrhée a disparu depuis la vieille au soir.

La respiration est lente, irrégulière, entremêlée de bâillements et de grandes aspirations.

La raideur de la nuque s'est encore accentuée, de même que la carphologie.

Signe de Kernig très net.

Il y a un peu de pnotophobie.

Le délire persiste avec les mêmes caractères.

La température est brusquement revenue à la normale ; le pouls indique 100 pulsations.

Le malade est mort le soir à 10 heures, sans agonie ; la respiration était devenue plus lente et suspirieuse.

Autopsie. — Le cerveau est très congestionné, couvert d'un exsudat vert émeraude, avec prédominance à droite. Cet exsudat suit le trajet de l'artère sylvienne et de la scissure interhémisphérique.

Du côté du cervelet, on trouve des exsudats de même nature, surtout à la face supérieure.

Il y a une vascularisation considérable des circonvolutions, qui persiste après l'enlèvement des méninges et après qu'on y a fait passer un filet d'eau.

Il y a une vieille otite droite.

La moelle présente de haut en bas des exsudats entre la pie-mère et l'arachnoïde.

Les poumons sont sains, mais présentent de petites ecchymoses sous-pleurales.

La foie est celui des états infectieux avec plaques d'anémie graisseuse.

Gros kyste dans l'un des reins.

Examen bactériologique du pus (Rist). De l'examen sur lamelles et de l'ensemencement sur gélose, suivi d'inoculation au lapin, il résulte que le streptococcus pyogènes était l'agent pathogène de l'infection.

Obs. XV. (Résumée). — Thiercelin et Rosenthal (1).

Méningite cérébro-spinale aiguë de l'adulte due au méningocoque, avec septicémie constatée pendant la vie. — Signe de Kernig. — Mort

R... 24 ans, entre le 29 janvier 1899 à l'hôpital Saint-Antoine. C'est un jeune homme de 24 ans, de taille moyenne, d'aspect robuste, qui vient de terminer son service militaire. Il a été réformé après un court séjour à l'hôpital, où il était entré parce qu'il souffrait de cruels maux de tête ; en même temps, il présentait au niveau des fosses nasales des croûtes écailleuses, irrégulières, sèches, recouvrant la muqueuse des cornets. A la suite d'un coup que le malade reçoit sur la bouche, il se fend la lèvre supérieure, qui se tuméfie et se recouvre d'une épaisse croûte jaunâtre.

Tel est son état à l'entrée à l'hôpital. On constate l'engorgement des ganglions cervicaux gauches postérieurs, qui forment une tumeur de la grosseur d'un œuf de poule. Les sommets respirent mal. La céphalée est persistante. Pas d'amaigrissement, pas de sueurs nocturnes. L'appétit est bon. T. 38°6.

Les auteurs concluent à des accidents de scrofule tardive, en faisant des réserves sur l'état des méninges. Ils continuent le traitement antiseptique local commencé en dehors de l'hôpital et la température baisse.

Le 3 février, au soir, T. 37°6. Etat local amélioré. Mais la céphalalgie persiste, atroce, empêchant tout sommeil et tout repos.

Le 4, la température remonte : 38°4 le matin, 37°6 le soir.

Le 5, commence à se dérouler le tableau franc de la méningite. La température est remontée à 38°6 le matin et tombera à 38 le soir. Le pouls est à 90 ; il y a vingt respirations à la minute. Les maux de tête ont encore augmenté d'intensité ; le

(1) *Médecine moderne*, 12 juillet 1899, n° 53, p. 417.

malade geint, il vomit sans effort, et s'il répond aisément aux questions, il le fait avec lenteur : les mouvements de la tête sont difficiles. Le ventre est rétracté en bateau. La raie vaso-motrice s'obtient facilement et persiste longtemps. La constipation s'installe. Les réflexes sont normaux, et il en sera ainsi jusqu'à la fin.

Le 6. La température remonte à 39° et le pouls s'abaisse à 72. Délire, agitation nocturne. La raideur de la nuque est considérable; la céphalée, la rétraction du ventre, la raie méningienne persistent.

Le 7. Inégalité pupillaire, par dilatation de la pupille gauche.

Le 8. Cette paralysie oculaire a disparu. T. 39°2 le matin ; 39°5 le soir. Pouls 72, Respiration 24.

Le signe de Kernig apparaît.

De ce jour, le malade tombe dans un assoupissement progressif. Le cœur devient irrégulier. La nuit, s'installe un délire calme et tranquille.

Le 9. L'assoupissement augmente.

Le 10. Le thermomètre s'abaisse à 38°8. Le pouls, irrégulier, atteint 84.

Le 11. L'état s'aggrave de plus en plus. La perte de connaissance est complète.

Le 12, le 13 et le 14. Le coma s'installe, et le malade meurt.

Le sang recueilli à deux reprises, le 10 et le 12 février, à l'apophyse mastoïde et au bras, donne des cultures pures de méningocoque, et inoculé à une souris la tue en 48 heures. Le sang du cœur montre sur lamelle le méningocoque et en donne des cultures pures. Enfin, on le retrouve dans le liquide céphalo-rachidien obtenu après la mort par ponction lombaire.

Il existait aussi en culture presque pure dans les fosses nasales et les croûtes qui recouvrent la lèvre de R...

L'autopsie n'a pu être pratiquée.

Les auteurs ajoutent : « Nous croyons que le diagnostic ne saurait être douteux : seul, celui de méningite tuberculeuse peut lui être opposé.

« Il est facile de répondre que nous n'avons constaté ni l'amaigrissement, ni les allures cliniques spéciales de la méningite tuberculeuse de l'adulte. De plus, comment ce diagnostic pouvait-il concorder avec la présence du méningocoque dans le sang du malade et dans le liquide céphalo-rachidien, et avec cette longue phase latente de céphalée pure qui semble marquer le début de la maladie ? »

Obs. XVI. — Netter. (Société médicale des hôpitaux. 28 juillet 1899.) (1)

Un cas de méningite cérébro-spinale prolongée. — Bons effets des ponctions lombaires pratiquées à onze reprises. — Modifications du liquide céphalo-rachidien. — Disparition du signe de Kernig après les ponctions.

« V... (Alidor), petit malade âgé de deux ans et demi, entre dans mon service le 2 juin, le second jour de la maladie. Il en est sorti, très amélioré, le 7 juillet. J'ai été tenu au courant de son état ultérieur par le médecin qui le traitait et par un de mes élèves, qui l'a vu pour la dernière fois à son domicile hier, c'est-à-dire le cinquante-huitième jour de sa maladie.

« C'est un exemple de la forme prolongée de la méningite cérébro-spinale. Cette durée de cinquante-huit jours n'est pas exceptionnelle, j'ai observé de ces maladies terminées par la guérison ou par la mort, qui ont duré davantage, jusqu'à trois mois.

« On ne peut encore considérer cet enfant comme guéri. Son état depuis huit jours s'est même de nouveau aggravé. Il y a un peu de strabisme, l'enfant s'est remis à vomir, la raideur de la nuque est de nouveau revenue. Enfin, nous avons vu reparaître le signe de Kernig.

(1) *Bulletins de la Soc. méd. des hôp.*, 1899, n° 28, p. 749.

« Les parents, malheureusement, ont retiré le malade contre mes conseils, et m'ont empêché de continuer le traitement...

« Chez notre malade je crois devoir attribuer une partie des bons résultats aux ponctions lombaires répétées.

« J'emploie ordinairement la ponction lombaire comme moyen diagnostique. Elle me fournit un liquide qui peut être soumis à l'examen objectif, aux cultures, aux investigations chimiques.

« Mes premières tentatives ne paraissaient pas favorables à l'emploi de ces ponctions comme moyen de traitement,

« Mais, chez le malade qui fait l'objet de cette communication, j'ai fait des ponctions répétées, à des intervalles variant de deux à cinq jours, ponctions dans lesquelles j'ai retiré 30 à 70 grammes de liquide céphalo-rachidien. Ces ponctions n'ont eu aucun inconvénient immédiat, ni ultérieur, sauf quelquefois un peu de céphalée de courte durée. J'ai noté plusieurs fois à leur suite, un relèvement du pouls, et la disparition du signe de Kernig.

« Si je les ai répétées, c'est que la qualité du liquide a subi des modifications très marquées ».

Obs. XVII (résumée). — Dieulafoy (1).

Méningite cérébro-spinale ayant, au début, simulé une fièvre typhoïde. Signe de Kernig. — Mort.

Un homme d'une trentaine d'années, de bonne santé habituelle, est pris brusquement, un mercredi vers sept heures du soir, de frissons répétés et d'une épistaxis abondante. En même temps apparaissent des douleurs de tête qui rendent tout sommeil impossible. Le lendemain, jeudi, nouvelles épitaxis, fièvre ardente, céphalée continuelle et atroce. Dans la nuit du jeudi au vendredi, selle diarrhéique, persistance

(1) Dieulafoy, *Loc. cit.*, p. 318.

de la fièvre et des douleurs de tête. Jusque-là, ce début rappelait assez bien la fièvre typhoïde.

Mais, le vendredi matin, cet homme, arrivé à l'hôpital, est pris de vomissements, et rend sans efforts à plusieurs reprises, un liquide verdâtre, porracé. La respiration est normale, la fièvre est vive, le pouls à 100, la température à 39°.

Toute la journée du vendredi, troisième jour de la maladie, cet homme se plaint de maux de tête violents. Pas de photophobie; intelligence intacte. L'amygdale gauche est volumineuse, et recouverte d'un exsudat pultacé. Le cœur et les poumons sont normaux. Le ventre n'est pas douloureux ; il n'est ni tympanisé, ni rétracté. On trouve à la partie externe et postérieure des cuisses une éruption érythémateuse, formée de plaques rosées, non saillantes, et disparaissant presque à la pression ; dans la journée, cette éruption se généralise à tout le corps, la tête exceptée.

Pas de raideur de la nuque ; pas de contractures musculaires.

Le samedi matin, le malade est couché en chien de fusil ; les douleurs de tête ont persisté toute la nuit, le délire a été violent, les muscles de la nuque et de la colonne vertébrale sont contracturés, la photophobie est intense, le ventre est légèrement rétracté, la constipation fait suite à la diarrhée *et on constate le signe de Kernig.*

La situation empira d'heure en heure. Le dimanche matin, cinquième jour de la maladie, coma, cyanose ; la peau est couverte de sueurs, la lèvre inférieure, bordée de vésicules d'herpès, la respiration est irrégulière, les membres retombent inertes dès qu'on les soulève. Par la ponction lombaire on obtient 3 centimètres cubes de liquide céphalo-rachidien, troublé, qui s'éclaircit par le repos, en formant un dépôt.

Cette ponction détermine une amélioration passagère ; la teinte cyanique disparaît, la respiration s'améliore momentanément, et la paralysie des membres est moins complète. Néanmoins, le coma persiste, et la mort survient.

A l'autopsie, on ne trouva sur les méninges cérébrales, « ni les granulations de la méningite tuberculeuse ni les nappes épaisses et purulentes de la méningite pneumococcique. Aux confluents vasculaires, on aperçoit quelques traînées de pus si concret qu'on a peine à en prélever pour l'examen. Le pus est plus apparent aux scissures de Sylvius, et au vermis supérieur du cervelet. »

Dans le liquide céphalo-rachidien retiré par ponction lombaire, M. Griffon n'a trouvé que du méningocoque à l'état de pureté. »

Obs. XVIII (résumée). — Troisier et Netter. — (Société Médicale des Hôpitaux, 26 janvier 1900) (1).

Méningite cérébro-spinale épidémique. — Signe de Kernig. — Mort. Autopsie.

Un jeune homme de 23 ans, en bonne santé habituellement, ressentit le 29 décembre dernier un malaise général : la courbature persista pendant une huitaine de jours, ne l'obligeant pas à cesser son métier de garçon épicier. Le 4 janvier, la céphalée apparaît, augmente d'intensité dans la nuit, et s'accompagne de vomissements.

Amené à l'hôpital le 7 janvier, on le trouve couché en chien de fusil, se plaignant d'un violent mal de tête ; l'intelligence est un peu obnubilée. Légère raideur de la nuque, paralysie faciale gauche limitée au facial inférieur, inégalité des pupilles, irrégularités du pouls, *signe de Kernig*, raie méningitique, vomissements, constipation. Temp. 40°7. Pas de lésion pulmonaire. « Le diagnostic de méningite cérébro-spinale s'imposait. »

L'état du malade, d'abord stationnaire, s'aggrava rapidement : des manifestations articulaires apparurent. La rigidité de la nuque et du tronc s'accentuèrent, et *persistèrent jusqu'à*

(1) *Bulletins de la Soc. Méd. des hôp.*, 1900, n° 3, p. 56.

la fin, avec le signe de Kernig. Dans les quatre derniers jours, il y eut de l'incontinence d'urine. La mort survint le 23 janvier.

A l'autopsie, on trouve la base du cerveau « recouverte d'un exsudat purulent qui recouvre l'espace sous-arachnoïdien antérieur, pénètre les scissures de Sylvius et s'étend sur la face antérieure de la protubérance annulaire et sur le bulbe rachidien. Cet exsudat est très épais sur la partie latérale gauche du bulbe, et, de là, il se prolonge sur les lobes du cervelet et sur l'espace arachnoïdien postérieur. Il enveloppe la moelle épinière dans toute son étendue ; il est plus prononcé sur la face postérieure que sur la face antérieure, et il prédomine au niveau du renflement cervico-dorsal. Du pus véritable s'est écoulé à l'ouverture de la dure-mère rachidienne, au niveau de la région lombaire ».

Les recherches bactériologiques sur le liquide retiré par ponction lombaire pendant la vie et sur le pus des méninges permirent d'isoler un microbe analogue au diplocoque intracellulaire de Weichselbaum.

Obs. XIX (résumée). — P. Lereboullet (1).

Abcès du cerveau. — Méningite suppurée concomitante. — Difficultés du diagnostic. — Confusion avec l'urémie cérébrale et la méningite tuberculeuse. — Signe de Kernig, apparu tardivement. — Mort. — Autopsie.

Il s'agit d'une femme âgée de 32 ans, de bonne santé habituelle, qui, après son 6e accouchement, était entrée à l'hôpital, une première fois, dans un état soporeux très marqué, avec céphalée, fièvre élevée, albuminurie. L'état général s'était amélioré assez rapidemet (elle avait eu cependant une nuit une crise convulsive), et elle était sortie sur sa demande,

(1) *Gazette hebdomadaire de Méd. et de Chirurg.*, 4 déc, 1898, n° 97, p. 1153.

conservant toujours un état cérébral bizarre, avec tendance aux idées incohérentes, etc.

Huit jours après sa sortie de Necker, le 29 septembre, elle y rentre de nouveau, dans un état soporeux, avec une céphalée intense, des troubles de la vue. Il n'existe pas de myosis ni de troubles du côté des muscles de l'œil. La raideur de la nuque est très modérée. Les membres sont flasques. *Lorsqu'on assied la malade dans son lit, l'extension des membres inférieurs, quoique difficile, est encore possible (pas de signe de Kernig).* La température est élevée (39° 8), le pouls irrégulier.

Le diagnostic reste hésitant entre une crise d'urémie cérébrale, à forme céphalalgique, contre laquelle la fièvre intense, l'absence de myosis, la relative abondance des urines semblent lutter, et une méningite aiguë, tuberculeuse ou non, que la discordance du pouls et de la température, la céphalée, l'allure assez lente de la maladie font porter à accepter.

Les jours suivants, l'état général semble s'améliorer légèrement; l'absence de tout antécédent tuberculeux, l'absence de syphilis semblent confirmer le diagnostic d'urémie à forme céphalalgique.

Cependant, la céphalée persiste, assez intense, la fièvre se maintient élevée (38° 8 à 39° 0), la raideur de la nuque augmente, la raie méningitique apparait.

Le 4 octobre, la rémission des jours précédents paraît cesser ; la nuit a été très agitée, la céphalée devient plus vive, la raideur de la nuque est très nette. Dilatation relative avec immobilité de la pupille droite; par instants, strabisme interne du même coté. Réflexes rotuliens abolis ; sphincters relâchés, pouls d'amplitude inégale

La méningite paraît alors plus probable.

Le 6. Etat soporeux. Contracture douloureuse des muscles du côté droit du cou, entraînant la rotation de la tête de ce côté ; irrégularité pupillaire plus accentuée, parésie toujours très marquée du moteur oculaire externe droit. Pouls petit et régulier, mais presque incomptable. Respiration irrégulière, avec tendance à la périodicité. « *Raideur très marquée de la nuque et du dos s'exagérant dans la position assise ; en même temps, les membres inférieurs s'immobilisent en demi-flexion, l'extension n'est possible, et encore imparfaitement, qu'au prix d'une vraie douleur (le signe de Kernig existe donc assez nettement)* ». L'auscultation du poumon reste négative. Néanmoins le diagnostic de méningite semble évident, méningite probablement tuberculeuse, de par son évolution.

La malade meurt dans la nuit, sans nouveaux symptômes

Autopsie, le 8 octobre.

Cavité cranienne : « Congestion assez marquée de la convexité des deux hémisphères; il existe de plus une traînée purulente à la partie initiale de la sylvienne gauche, mais peu développée. On soulève facilement les lobes frontaux, mais en dégageant les lobes temporaux, la main est obligée de rompre des adhérences, d'ailleurs très peu marquées à la fosse temporale droite, et un pus jaune verdâtre, abondant, épais, bien lié, sans grumeaux, s'écoule à la partie antérieure et interne de ce lobe temporal droit ; la main, en pressant sur la face antéro-inférieure de ce lobe détermine l'issue de 60 grammes environ de ce pus qui s'écoule facilement ; en continuant à dégager le cerveau, on voit que le pus s'est répandu en nappe à la base du cerveau, spécialement au niveau des pédoncules et du bord supérieur de la protubérance. Il existe là un exsudat fibrino-purulent abondant baignant les origines des nerfs, plus marqué à droite qu'à gauche. On trouve le même exsudat fibrino-purulent sur la face supérieure et le contour du cervelet. Cette méningite purulente, si accentuée à la base n'a, en revanche, nullement envahi la corticalité, si ce n'est à la partie initiale de la sylvienne gauche; les centres moteurs corticaux semblent absolument indemnes.

« En se reportant sur la base du cerveau, au point d'où sort le pus épais signalé plus haut, on voit que ce point correspond à la partie antérieure et interne du lobe temporal, à l'extrémité antéro-interne de la 2e circonvolution temporooccipitale en arrière de la vallée de Sylvius. En coupant l'hémisphère à ce niveau, on découvre une cavité d'abcès située à la partie antéro-interne du lobe temporal, du volume d'un œuf de poule, à parois irrégulières, et d'aspect tomenteux, friables, cavité séparée par une mince couche de substance blanche du cortex, et située immédiatement au-dessous de la portion sphénoïdale du ventricule latéral avec lequel elle entre en communication.....

« Outre cet abcès du lobe temporo-sphénoïdal et la méningite suppurée de la base, on ne note pas d'autres lésions cérébrales ».

Les poumons sont légèrement congestionnés à la base ; tubercules crétacés aux sommets. Cœur flasque, dilaté. Foie volumineux. Reins gros, lourds, congestionnés, avec lésions récentes et peu accentuées de néphrite aiguë.

L'examen bactériologique du pus de l'abcès cérébral a montré par examen direct et par culture la présence exclusive et en grande abondance du pneumocoque avec ses caractères habituels.

La malade avait présenté une otorrhée passagère, huit jours avant son entrée à l'hôpital.

Obs. XX (inédite) (1).

Méningite tuberculeuse. — Signe de Kernig apparu tardivement. — Mort. — Autopsie.

M... (Marie), âgée de 11 ans, entre le 23 juin 1899 à l'hôpital des Enfants-Malades, salle de Chaumont, lit n° 40.

Son père, âgé de 38 ans, a contracté une pleurésie au service militaire. Il a des bronchites fréquentes, tous les hivers, tousse et crache beaucoup. Sa mère est bien portante. Cinq autres enfants sont vivants; quatre sont bien portants; une petite fille de 12 ans est tuberculeuse. Depuis la naissance de

(1) Due à l'obligeance de notre ami J. Ferrand, interne des hôpitaux.

ces enfants, la mère a eu trois fausses couches et un enfant mort-né.

La petite malade, née à terme, et nourrie au sein par sa mère jusqu'à 14 mois, s'est régulièrement développée, et a été bien portante jusqu'à l'âge de 9 ans (rougeole vers 3 ans). A partir de ce moment, elle eut des angines fréquentes, et commença à tousser; l'hiver dernier, elle eut une bronchite persistante. Elle couchait depuis plusieurs années avec sa sœur plus âgée, qui est tuberculeuse.

Le début de l'affection qui l'amène à l'hôpital remonte à dix jours. — Le 14 juin, l'enfant, qui était triste depuis quelques jours, se plaint de douleurs de tête assez violentes, apparues brusquement; elle vomit. — Les jours suivants, la céphalalgie persiste, et le 21, des convulsions surviennent.

A son entrée à l'hôpital, la petite malade, assez amaigrie, a le ventre rétracté en bateau, les côtes saillantes. Elle se plaint de céphalalgie; elle fuit la lumière. La raideur de la nuque est modérée. La langue est saburrale, sèche; les vomissements sont fréquents, la constipation opiniâtre. Il y a de l'incontinence d'urine. Rien à l'auscultation des poumons ni du cœur. T. 37°, pouls 78.

Le 29. Le membre supérieur droit est contracturé légèrement. La face est rouge, congestionnée; il existe un léger degré de paralysie faciale gauche. Les pupilles sont très dilatées, immobiles; il y a du ptosis et du strabisme externe du côté gauche. La petite malade est abattue, dans un état de torpeur, couchée en chien de fusil. Le pouls est petit, peu fréquent.

Le 30. La contracture s'accentue au membre supérieur droit. En même temps, on note du nystagmus, des contractions fibrillaires dans les muscles de la face, dont le côté gauche est toujours paralysé. *Le signe de Kernig est très marqué.*

La mort survient à 8 heures du soir, par asphyxie.

Autopsie. — Granulie généralisée dans les poumons, dans la rate. Quelques tubercules dans le foie. Un gros tubercule caséeux unique dans un rein. Les ganglions médiastinaux sont caséeux.

Au niveau de la base du cerveau, existe une plaque de méningite, autour du chiasma, qui s'étend vers la scissure de Sylvius. Le long des vaisseaux de la pie-mère, on trouve de petites granulations tuberculeuses. Toute la convexité est congestionnée. Rien aux centres cérébraux.

Obs. XXI (résumé). — Mongour. — (Société de Médecine et de Chirurgie de Bordeaux, 20 janvier 1899) (1).

Méningite tuberculeuse. — Apparition tardive du signe de Kernig.

Il s'agit d'un petit garçon de 5 ans qui, à la fin du mois de décembre 1898, présenta un état morbide qui fit songer à l'embarras gastrique simple. Peu à peu, la situation s'aggrava et, le 1er janvier 1899, M. Mongour constata l'existence d'une méningite tuberculeuse confirmée : raideur de la nuque, grincements des dents, ventre en bateau, contracture en flexion des membres inférieurs. Lenteur et intermittence du pouls ; quelques cris hydrencéphaliques ; somnolence continuelle, etc., le tableau était complet. Si bien que le petit malade succomba le 3 janvier.

Mais, pendant au moins huit jours, l'ensemble des symptômes était si peu net que, songeant à l'existence d'une méningite tuberculeuse M. Mongour n'osa s'y arrêter, vu l'absence d'antécédents spécifiques personnels ou héréditaires et surtout étant donné que le signe de Kernig, recherché avec soin chaque fois, faisait défaut.

Il existait cependant le 1er janvier au matin ; mais, à cette heure, il perdait toute son importance, car le tableau symptomatique ne permettait plus aucun doute, et sa constatation était sans intérêt au point de vue du diagnostic et du traitement.

(1) *Gazette hebdomadaire de médecine et de chirurgie*, 16 février 1899, n° 14, p. 163.

Obs. XXII (résumée). — Ménétrier (Société Médicale des hôpitaux, 19 janvier 1900) (1).

Accidents méningitiques chez un malade atteint de tuberculose pulmonaire chronique. — Signe de Kernig peu marqué. — Apparition brusque d'une phlegmatia du membre inférieur gauche, coïncidant avec la disparition complète des symptômes de méningite.

Il s'agit d'un homme de 27 ans, Paul Q..., charretier, entré le 14 octobre 1899, salle Axenfeld, à l'hôpital Tenon. Son père et sa mère étaient morts de la poitrine, il avait perdu sept frères ou sœurs, morts en bas âge. Lui-même avait été une première fois soigné à l'hôpital pour une tuberculose pulmonaire du sommet droit en pleine évolution : ramollissement du sommet droit.

Trois ou quatre jours avant les accidents qui l'amenaient pour la seconde fois à l'hôpital, il s'était senti mal à l'aise, mais n'avait cependant pas cessé son travail.

Le 14 octobre. Souffrant de la tête, il reste chez lui et est bientôt pris de délire violent, auquel succède un état comateux qui persistait encore lorsqu'il fut amené à l'hôpital dans la nuit.

Le 15. Il est couché en chien de fusil, dans un état de stupeur. Légère photophobie, inégalité pupillaire peu prononcée. Ventre rétracté en bateau. Pas de vomissements. Pas de paralysie ni de contracture du côté des membres. Pouls rapide, mais régulier. T. 38°.

Le 16. Céphalée diffuse, plus marquée cependant à la région frontale. Langue sèche. La photophobie, l'inégalité pupillaire persistent. « *On constate assez nettement le signe de Kernig ; en faisant asseoir le malade, il est à peu près impossible de lui maintenir les membres inférieurs en extension, la cuisse tend de suite à se relever, et la jambe à se fléchir.* » L'auscultation permet de confirmer le diagnostic de tuberculose pulmo-

(1) *Bull. de la Soc. méd. des hôp.*, 1900, n° 2, p. 31.

naire précédemment posé. Dans les crachats, on trouve des bacilles de Koch. T. 38°.

Les jours suivants, une certaine amélioration se produit : la fièvre tombe, l'état d'hébétude diminue. Cependant, la céphalalgie est tenace, les pupilles restent inégales.

Le 21. Apparait soudainement une phlegmatia du membre inférieur gauche, en même temps que disparaissaient sans retour la céphalée et l'inégalité pupillaire.

L'évolution ultérieure de la phlébite ne présenta rien de particulier. Et le malade quitta l'hôpital avec un état général en apparence satisfaisant, malgré la persistance des signes physiques révélateurs de la lésion tuberculeuse de son poumon droit.

Obs. XXIII. — F. Widal et P. Merklen. (Société médicale des hôpitaux, séance du 21 novembre 1899) (1).

Hémorrhagie méningée avec signe de Kernig, sans autres symptômes de lésions des méninges. — Mort par syncope. — Autopsie.

« Notre malade était un homme de 32 ans, employé de commerce, qui, en pleine santé, étant en train d'écrire dans son bureau, tomba de sa chaise sans connaissance, sans avoir jamais présenté aucun symptôme prémonitoire.

« On l'amena aussitôt en cet état dans notre service de la Maison municipale de santé. Il revint à lui au bout de quelques heures, sans présenter ni température, ni paralysie, ni contracture. Il se plaignait seulement d'une céphalée intense, prenant toute la tête, et se plaignait encore de rachialgie. Les mouvements du tronc étaient difficiles et douloureux. La vue était trouble, mais on ne notait ni diplopie, ni inégalité pupillaire. Les pupilles étaient très légèrement dilatées. La face était congestionnée, et les yeux larmoyants. Le pouls battait 90 pulsations à la minute.

(1) *Bulletins de la Soc. méd. des hop.* 1899, n° 36, p. 899.

« On aurait pu penser à une attaque d'urémie, mais les urines du malade ne contenaient ni sucre ni albumine. On aurait pu encore penser à la syphilis cérébrale, le malade ayant eu un chancre 7 ans auparavant, mais *la présence du signe de Kernig permit d'incriminer immédiatement les méninges.* Dans le décubitus dorsal, les jambes du malade étaient en extension sur les cuisses ; mais venait-on à l'asseoir sur le bord du lit, les jambes se fléchissaient en contracture sur les cuisses, et cette contracture ne pouvait être vaincue.

« Le malade resta dans cet état pendant quatre jours, sans présenter ni troubles respiratoires, ni troubles viscéraux d'aucune espèce.

« Le cinquième jour, la température s'éleva à 38°. Le malade souffrait d'une légère contracture de la nuque.

« Le 6e et le 7e jour, la température se mit à osciller entre 38° et 38°8. Le signe de Kernig persistait dans toute sa netteté, et la céphalée et la rachialgie étaient toujours aussi intenses.

« Le huitième jour, le malade fut pris subitement d'une syncope qui dura une demi-heure environ, puis revint complètement à lui, présentant toujours le signe de Kernig.

« Enfin le neuvième jour, au soir, le malade fut pris à nouveau d'une syncope, et mourut subitement.

« A l'autopsie, on trouva un caillot hémorrhagique logé dans le lac arachnoïdien inférieur, arrêté en avant par le chiasma des nerfs optiques et bridé à sa surface par la pie-mère qui était tendue au-dessus de lui.

« Ce caillot hémorrhagique ne recouvrait donc qu'une très légère partie de l'encéphale ; il ne courait ni sur les circonvolutions de la base, ni sur celles de la convexité, et se prolongeait très légèrement à l'entrée des lacs sylviens de l'un et de l'autre côté.

« Les ventricules cérébraux étaient remplis d'une sérosité louche et toutes les méninges cérébrales étaient œdémateuses.

« Le caillot hémorragique se prolongeait en bas sur la face

antérieure de la protubérance, du bulbe, de la moelle, aussi loin qu'on pouvait le voir à travers le trou occipital.

« Le canal rachidien était inondé de sang liquide qui s'échappait en partie après l'ablation de la partie postérieure des premières vertèbres lombaires. La surface interne du canal rachidien était pigmentée par le sang qui avait séjourné dans son intérieur, et l'éponge n'enlevait pas cette pigmentation.

« La région postérieure et supérieure de la moelle était congestionnée.

« L'artère spinale postérieure était augmentée de calibre, et elle était remplie, sur tout son trajet, par de petits caillots disséminés. C'est la seule lésion artérielle que nous ayons pu constater dans le système nerveux central, bien que les vaisseaux de l'encéphale et de la moelle aient été examinés avec la plus grande minutie. Le mécanisme de cette hémorrhagie nous a donc échappé, et l'on ne peut se défendre de penser que la syphilis contractée 7 ans auparavant a dû jouer un rôle dans sa genèse ».

Obs. XXIV. — Herrick (1).

Hémorrhagie méningée sous-dure-mérienne. — Signe de Kernig existant seulement pendant le coma. — Mort. — Autopsie.

« Dans un cas du Dr Billing, le signe de Kernig existait : on trouva après la mort une hémorrhagie méningée, sous dure-mérienne, sans aucune lésion inflammatoire. Le malade était un ouvrier âgé de 52 ans. Céphalée, perte de la mémoire, pendant un petit nombre de jours. On le trouve inanimé, tombé de son lit. Raideur de la nuque; pas d'inégalité pupillaire; paralysie faciale droite; le bras droit est fléchi et contracturé. Relâchement des sphincters. Température, d'abord normale, s'élève au bout de 24 heures à 40°; le pouls, à 130. Après

(1) Herrick. *Loc. cit.*, p. 42.

ponction lombaire, T. 36°,6; pouls, 56. Plus tard, la température s'éleva de nouveau. Pouls irrégulier. L'état mental était variable, et le malade passait successivement du coma à la pleine connaissance. Pendant que le malade avait sa connaissance, il ne présentait ni rigidité de la nuque, ni signe de Kernig; lorsqu'il était dans le coma le signe de Kernig existait. Mort dans le coma le 14e jour. L'autopsie révéla une hémorrhagie méningée sous-dure-mérienne, du côté gauche. »

Obs. XXV. — Klippel (1).

Abcès cérébral s'étant manifesté pendant la vie par des symptômes de méningite aiguë. — Signe de Kernig. — Mort. — Autopsie. — Méninges intactes. — Pus stérile.

« ... Il a été impossible de trouver la porte d'entrée de l'infection suppurative. Le malade âgé de 18 ans, avait présenté à l'âge de 14 ans une fièvre éruptive (rougeole ou scarlatine), contractée au cours d'une épidémie. Cette maladie antérieure pourrait être invoquée, en admettant un foyer suppuratif datant de cette époque, mais aucun signe auriculaire, nasal ou autre, n'en attestait l'existence.

« Les symptômes et la marche de la maladie ont été ceux d'une méningite aiguë. Au début probable, il y a eu par intervalle des accès fébriles, marqués par des sensations de malaise, de chaleur et de courbature. Environ cinq semaines plus tard, les accidents furent les suivants : céphalalgie intense à peu près continue, troublant le sommeil. Constipation avec des vomissements répétés, qui ont cessé au bout de 2 ou 3 jours.

« Fièvre à marche ascendante pendant 8 jours jusqu'au chiffre de 40°6; puis décroissant pendant 8 jours jusqu'à la mort. Pouls faible et ralenti, relativement à la température. (Ce signe a été spécialement indiqué comme appartenant aux

(1) Société de Neurologie. Séance du 9 novembre 1899, *in Revue Neurologique*, 15 nov. 99, n° 21, p. 794.

abcès cérébraux). Délire nocturne tranquille, gémissements et cris hydrencéphaliques. *Raideur de la nuque et du tronc.* Raie méningitique.

« Dans les derniers jours, parésie droite avec rigidité du membre inférieur et anesthésie du même côté. Réflexes exagérés, avec clonus du pied. Enfin, assoupissement et coma.

« Un tel ensemble de symptômes montre combien le tableau clinique était celui de la méningite aiguë, mais il faut noter en outre la *présence du signe de Kernig*, qui souvent est en rapport avec la méningite, et qui, dans le cas particulier, venait compléter les symptômes.

« Au point de vue anatomique, on relevait les faits suivants : Le poids de l'encéphale atteignait 1.575 grammes, ce qui est certainement en rapport avec la collection purulente. L'abcès, très volumineux, occupait le centre de l'hémisphère gauche ; *les méninges n'étaient pas enflammées ni à son voisinage, ni ailleurs.* De là, on ne saurait admettre une complication méningée pour expliquer les symptômes et en particulier le signe de Kernig. »

Le pus, jaunâtre et non fétide, ne renfermait pas de germes pathogènes ; il s'agissait probablement de pus à pneumocoque, devenu rapidement stérile.

Obs XXVI. — Cipollina et Maragliano (1).

« B... (Giuseppe), 16 ans, chez qui fut formulé le diagnostic suivant; fièvre typhoïde probable, pleurite exsudative à droite, sclérose du poumon droit. Chez ce malade on trouve nettement le signe de Kernig, durant tout le temps de son séjour à la Clinique. »

Obs. XXVII. — Cipollina et Maragliano (2).

« T... (Luigi), 24 ans, entré à l'hôpital avec une pneumonie croupale.

(1) Cipollina et Maragliano. *Loc. cit.*

(2) Cipollina et Maragliano. *Loc. cit.*

« Il présentait une rigidité extrême de la nuque, du myosis, avec paresse de la pupille, du délire intermittent, et enfin, le signe de Kernig, d'une manière non douteuse. La ponction lombaire donna un liquide limpide, et la maladie se termina par la guérison.

« Aussi chez ce malade, malgré les symptômes signalés, se peut donc exclure la présence d'une méningite. »

Obs. XXVIII. — Cipollina et Maragliano (1).

« B... (Gerolamo), 60 ans. Le diagnostic fut : fièvre typhoïde, avec localisations pulmonaires.

« La pupille réagissait d'une manière un peu paresseuse, mais il n'existait ni contractures des articulations ni rigidité de la nuque. Le liquide extrait par la ponction lombaire était limpide. Le signe de Kernig existait, sans qu'il fût possible rationnellement d'admettre une méningite. »

II. — Observations des cas où manque le signe de Kernig

Méningite cérébro-spinale : Obs. XXIX.
Méningites tuberculeuses : Obs. XXX à XXXIV.
Méningisme : Obs. XXXV.

Obs. XXIX (résumée). — Josias et Netter (Société Médicale des hôpitaux, 28 avril 1899) (2).

Méningite cérébro-spinale suppurée due au staphylococcus pyogenes aureus. — Hémiplégie droite. — Absence du signe de Kernig. — Mort. — Autopsie.

H... (Charles), 11 ans, entre le 10 avril 1899 à l'hôpital Trousseau, dans le service du Dr Josias.

(1) Cipollina et Maragliano. *Loc. cit.*
(2) *Bulletin de la Soc. Méd. des hop.*, 1899, n° 17, p. 437.

Depuis un an, amaigrissement léger. Depuis quelques mois, toux fréquente.

Il avait fait un séjour de trois semaines à l'hôpital, quelque temps auparavant pour une bronchite légère, et depuis sa sortie, son état laissait à désirer : fièvre, sueurs, constipation, céphalalgie continuelle.

Le 6 avril. Etat apoplectiforme à 9 heures du matin, avec perte de connaissance jusqu'à 3 heures de l'après-midi. Au réveil, on constate une paralysie des membres du côté droit.

Le 7. Hémiplégie droite ; un vomissement.

Le 8. Un vomissement, épistaxis.

Le 10. L'enfant répond aux questions ; il se plaint de douleurs au niveau de la nuque. Pupilles dilatées également. Pouls à 88, régulier.

Paralysie motrice flasque des membres du côté droit et du facial inférieur droit, avec abolition des reflexes ; langue déviée à droite, bouche déviée à gauche.

Puis, l'enfant reste dans le même état Il tombe dans le collapsus le 13 avril.

Le 14. La douleur à la nuque s'accentue et s'accompagne de raideur.

Le 20. On note de l'inégalité pupillaire ; la pupille gauche est plus dilatée que la droite. Il existe de la rétention d'urine, avec miction par regorgement, et de l'incontinence des matières fécales.

Le 22. Eruption d'herpès, confluente au pourtour des lèvres du côté droit. La température, qui avait jusque-là oscillé entre 37°5 et 38°, monte à 38°5.

Le malade s'émacie, les yeux s'excavent. L'état comateux persiste. *Il n'y a pas de signe de Kernig.*

Le 24. M. Netter fait la ponction lombaire, et recueille un liquide purulent.

Mort dans l'après-midi,

Autopsie. — Nappe purulente à la base du cerveau, depuis la chiasma jusqu'au bulbe. Les hémisphères paraissent distendus par l'abondance du liquide contenu dans les ventricules.

L'hémisphère gauche ne présente pas de plaques, ni de fusées purulentes ; mais seulement quelques points d'un blanc opalin, situés sous la pie-mère.

L'hémisphère droit présente une plaque d'adhérence de la dure-mère à la substance cérébrale, et située au niveau de la vallée de Sylvius.

Moelle. En ouvrant la dure-mère rachidienne à sa face postérieure, on découvre une nappe purulente, dont le maximum d'épaisseur est au voisinage du bulbe, et en bas, dans la région lombaire.

Du pus accompagne les nerfs rachidiens jusque dans les trous de conjugaison, surtout dans la portion inférieure de la moelle.

L'examen bactériologique a permis de reconnaître le staphylococcus pyogenes aureus, existant à l'état pur dans le liquide cérébro-spinal et ventriculaire, dans le pus méningé le pus d'un abcès rénal et le sang du cœur.

Obs. XXX (inédite) (1).

Méningite tuberculeuse. — Absence du signe de Kernig.

Un petit garçon de 7 ans, en villégiature au bord de la mer, est pris en pleine santé, le 30 août, à 5 heures du soir, de céphalalgie et de vomissements. Ces troubles continuent la nuit et s'amendent peu le lendemain. On l'amène à Paris, où il reste trois jours dans le même état, avec une température peu élevée. Les vomissements étaient arrêtés depuis le deuxième jour ; la céphalalgie persistait, intense, continue. Un professeur de la Faculté de Paris, appelé en consultation,

(1) Due à l'extrême obligeance de M. le Dr J. Renault, ancien chef de Clinique à la Faculté.

vit le petit malade à ce moment, et, écartant l'idée de méningite, pensa à des troubles digestifs, dont l'enfant avait déjà eu antérieurement une première atteinte. On emmène alors, le 2 septembre, le petit malade dans son pays, au centre de la France. La céphalalgie était toujours assez forte ; la température oscillait entre 37° et 38° ; les vomissements n'avaient pas reparu.

Le 6 septembre, le Dr Renault examine pour la première fois l'enfant, qui est amaigri, se plaint constamment de sa tête; la douleur est si violente qu'elle lui arrache des cris, mais qui n'ont pas le caractère des cris hydrencéphaliques. Couché sur le dos, les yeux mi-clos, sans dormir, mais n'ayant pas l'air absorbé, et cherchant l'immobilité et la tranquillité, le petit malade restait constamment dans l'obscurité, la lumière du jour le gênant beaucoup. Il répondait très intelligemment aux questions qu'on lui posait, mais demandait qu'on le laissât tranquille parce qu'on le fatiguait. Il a vomi une fois dans la journée le lait qu'on lui a donné. On ne constate pas d'inégalité pupillaire, pas de paralysie oculaire. Il n'y a pas de dysphagie, pas de rétraction, ni de ballonnement du ventre, pas de constipation ni de diarrhée. Pas de paralysie ni de contractures des membres, pas de raideur de la nuque, pas de troubles vaso-moteurs de la face. La raie vaso-motrice est nette sur l'abdomen. Le pouls est fréquent, à 120 ; il n'est pas inégal. Le rythme respiratoire n'est pas altéré.

En somme, beaucoup de signes négatifs, au 8e jour de la maladie. Et l'on avait seulement comme signe positifs : la céphalalgie, intense, continue ; la fréquence du pouls, pas en rapport avec la légère élévation de température; et la raie dite méningitique, dont la valeur diagnostique est actuellement beaucoup moindre qu'autrefois. *La présence du signe de Kernig eût été d'une grande importance ; il a été cherché : il manquait.*

Le diagnostic resta fortement en suspens, et pencha en

faveur de la méningite tuberculeuse, bien plus à cause des antécédents qu'à cause de la présence d'un signe certain.

La mort survint le 12 décembre. L'autopsie ne put être faite.

L'enfant, deux ans auparavant, avait eu une crise épileptiforme qui avait duré plusieurs heures et avait laissé un état général fébrile pendant trois ou quatre jours. En deux ans, les mêmes phénomènes s'étaient renouvelés deux fois. Dans l'intervalle, la santé était parfaite. En juillet, l'enfant eut pendant quinze jours une température de 39° à 40°, que rien n'expliquait. Pendant tout le mois d'août, il s'était bien porté.

Sa sœur, de quelques années plus âgée, est atteinte d'une tuberculose pulmonaire au deuxième degré.

Obs. XXXI (inédite) (1).

Tuberculose pulmonaire. — Otite gauche. — Méningite tuberculeuse. — Absence du signe de Kernig. — Mort. — Autopsie : pas de lésions médullaires.

G... (Jules), charretier, 47 ans.

Pas d'antécédents héréditaires, pas de maladies dans l'enfance.

Bronchite à l'âge de 32 ans, avec hémoptysie, amaigrissement. Traité pendant 4 mois à la Charité ; se remit assez bien ; mais depuis cette époque, il était obligé, tous les hivers de cesser de travailler pendant quelques jours.

Entre à l'hôpital Saint-Antoine, salle Béhier, lit n° 9, le 15 décembre 1899.

Depuis 6 mois, le malade était en proie à une toux continuelle, accompagnée d'une expectoration abondante ; il avait des sueurs nocturnes, et s'était amaigri. La peau est terreuse, les ongles sont incurvés ; le faciès est celui d'un tuberculeux.

(1) Due à l'obligeance de notre ami P. Chevrey, interne des hôpitaux.

Température : 38°. A l'examen de la poitrine, on constate de la matité dans les fosses épineuses et sous les clavicules, des deux côtés. A l'auscultation : souffle et râles crépitants humides, en arrière, au sommet du poumon gauche. Râles secs à droite. L'appétit est conservé, pas de diarrhée. Il s'agit, en somme, d'un tuberculose pulmonaire à la deuxième période.

De plus l'oreille gauche est le siège d'un écoulement purulent, épais, jaunâtre, assez abondant. Le malade est sourd de ce côté, et se plaint de douleurs siégeant dans toute la partie gauche de la tête.

L'état général semble s'améliorer, lorsque, le 20 décembre, la température, qui jusque-là n'avait pas dépassé 38°, atteint brusquement 38·9 le soir. Dans la nuit, agitation, délire. Le 21 au matin, le malade, très affaissé, présente une hémiplégie gauche nette : il y a du ptosis de ce côté, de la raideur de la nuque. Le soir, la température est à 39° ; les yeux sont déviés en haut et à gauche, les pupilles dilatées ; la respiration est stertoreuse. Il existe de l'incontinence d'urine. Délire. Vomissements. Pas de diarrhée. Dans la nuit, délire avec cris, vomissements, incontinence des matières fécales.

Le 22. On constate, en plus des signes précédents, une paraplégie des membres inférieurs. La raideur de la nuque persiste. L'insensibilité est à peu près complète ; le malade est dans un état subcomateux, avec respiration stertoreuse.

Le diagnostic de méningite, probable dès le premier jour, semble confirmé. *Le signe de Kernig, recherché dès le 20, quand apparut la raideur de la nuque, et cherché les jours suivants à plusieurs reprises, ne fut jamais trouvé.*

Le 23, le malade meurt dans l'après-midi.

Autopsie. — Le 25 décembre.

Poumons : cavernes nombreuses aux deux sommets. Rien dans les plèvres.

Cerveau : Adhérences très solides de la dure-mère à la calotte crânienne, surtout au niveau de la faux du cerveau.

Pie-mère vascularisée, rougeâtre, criblée de granulations

tuberculeuses, répandues sur toute l'étendue du cerveau, mais prédominantes au niveau de la scissure de Sylvius ; là existent, à la surface du cerveau, de nombreuses arborisations vasculaires. Pas de pus. Un peu de sérosité.

La moelle ne présente rien d'anormal ; elle est un peu vascularisée, mais, à l'œil nu, on ne distingue pas trace de granulations tuberculeuses sur elle.

Obs. XXXII (inédite) (1)

Méningite tuberbuleuse. — Absence du signe de Kernig. — Mort. — Autopsie.

V... (Charles), âgé de 14 mois, entre le 10 septembre 1899 à l'hôpital Saint-Antoine, salle Vulpian, lit n° 11.

L'enfant, bien portant auparavant, est malade depuis 8 jours. A son entrée à l'hôpital, il est dans le coma. Les pupilles sont dilatées, il existe un léger degré de ptosis. Raie méningitique. Temp. 39°. Il n'y a ni convulsions, ni constipation, mais de la diarrhée. *A aucun moment on ne trouva le signe de Kernig.*

Le petit malade, traité par les bains à 38° et les injections de sérum, resta dans le même état, et mourut le 14 septembre au soir.

A l'autopsie, on trouva les méninges épaissies. La pie-mère était parsemée de quelques granulations au niveau de la vallée Sylvienne. Pas de pus. La substance cérébrale présentait un très fin pointillé hémorrhagique.

Obs. XXXIII (inédite) (2)

Méningite tuberculeuse. — Absence du signe de Kernig. — Mort. — Autopsie.

P... (René), âgé de 19 mois, entré le 27 septembre 1899, à l'hôpital Saint-Antoine, salle Vulpian, lit n° 11.

(1) Due à l'obligeance de notre ami P. Chevrey, interne des hôpitaux.

(2) Due à l'obligeance de notre ami P. Chevrey, interne des hôpitaux.

L'enfant est malade depuis 3 jours; il fut pris à ce moment de convulsions, de vomissements. A son entrée à l'hôpital, il est dans un état de torpeur complète; le regard est fixe, les pupilles dilatées; il existe un léger ptosis bilatéral; il n'y a pas de strabisme. Le ventre est dur, rétracté; la nuque est raide; il n'y a pas de contractures des membres.

On pratique une ponction lombaire qui permet de retirer 30 grammes de liquide céphalo-rachidien, mais l'état général reste le même, et le petit malade meurt dans le coma le 29 septembre.

Le signe de Kernig, recherché à plusieurs reprises, n'a jamais été trouvé.

Autopsie : Méningite tuberculeuse typique : granulations sur la pie-mère.

Pas de pus.

Obs. XXXIV (résumée). — Mongour (Société de Médecine et de Chirurgie de Bordeaux, 20 janvier 1899) (1).

Méningite tuberculeuse. — Absence du signe de Kernig. — Mort. — Autopsie.

Il s'agit d'un homme de 30 ans environ, entré à l'hôpital dans un état comateux. Faciès vultueux ; gémissements fréquents ; attitude en chien de fusil. Pas de raideur de la nuque ; ventre excavé ; miction involontaire ; langue rôtie. T. 37°8. Respiration courte et rapide. Les bruits du cœur sont sourds, mais réguliers. Pouls 90. Cyanose des lèvres et des extrémités.

A l'auscultation des poumons, on perçoit en arrière, sur toute la hauteur, des râles crépitants à grosses et à petites bulles avec foyers de souffle bronchique disséminés.

(1) *Gazette hebdomadaire de Médecine et de Chirurgie*, 16 février 1899, n° 14, p. 163.

Le diagnostic porté fut celui de broncho-pneumonie probablement tuberculeuse avec méningite de même nature. Le signe de Kernig, recherché avec soin, n'existait pas.

Dans la soirée, le malade présente une succession de mouvements épileptiformes au niveau des membres supérieurs ; survient une respiration à type de Cheyne-Stokes, entrecoupée de profonds soupirs.

Dans le décubitus dorsal, la contracture des membres inférieurs a complètement disparu. L'état s'aggrave progressivement et le malade succombe dans la nuit.

A l'autopsie, on constate l'existence d'une méningite tuberculeuse surtout localisée sur le lobe frontal, et plus particulièrement sur les méninges qui recouvrent les circonvolutions motrices. On ne trouve de granulations ni à la base ni dans la scissure de Sylvius. Les poumons présentent les lésions d'une broncho-pneumonie récente et des cavités pleines de pus dans lequel on trouve le bacille de Koch.

Obs. XXXV (résumée) — Dauchez (1).

Méningite grippale abortive (dite méningisme) au cours d'une entérite de même nature (érythèmes polymorphes intercurrents). — Absence du signe de Kernig. — Mort le 11e jour, après guérison des phénomènes méningés.

Une petite fille âgée d'un an, née de parents sains et vigoureux, très bien portante jusque-là, fut prise vers le 28 novembre 1898 de mouvements convulsifs de la face, du front, avec horreur de la lumière, tristesse, mauvaise humeur, insensibilité. En même temps, apparaissaient des érythèmes provoquant des démangeaisons insupportables. L'enfant, toujours constipée, paraissait l'être un peu plus, et les selles étaient

(1) *Revue des Maladies de l'enfance*, t. XVII, août 1899, p. 357.

souvent glaireuses, muqueuses, jamais normales. Pas de vomissements. La température oscillait entre 38° et 38°5.

Le 14 décembre, jour où le Dr Dauchez examine la petite malade, il la trouve pâle, agitée, les pupilles dilatées, mais symétriques et contractiles, s'endormant et se réveillant sans cesse, refusant le biberon, s'étranglant, suffoquant dès qu'elle le prenait. Le pouls était irrégulier. La respiration s'accélérait pour se ralentir ensuite. Aucune raideur de la nuque, mais au contraire, flaccidité de la tête et des membres. Pas de strabisme, pas de cris hydrencéphaliques.

« En vain cherchâmes-nous à trouver dans l'évolution dentaire, dans la présence d'ascarides une cause de pseudo-méningite.

« Nous constatâmes plus tard l'existence d'ascarides lombricoïdes et l'apparition de quatre molaires prêtes à percer, mais ni l'un ni l'autre de ces accidents pathologiques n'expliquait la fièvre ni la gravité de la situation.

« En considérant la marche des accidents, l'idée de méningite infectieuse venait tout naturellement à l'esprit; par contre, l'existence de la méningite tuberculeuse paraissait peu admissible de par les circonstances suivantes :

« 1° L'enfant conservait depuis trois semaines sa connaissance, la contractilité pupillaire, etc., alors qu'elle aurait dû, (en admettant la méningite) tomber dans le coma.

2° *Elle ne présentait pas, et nous pouvons déjà dire qu'elle ne présenta jamais de signe de Kernig* (contraction irréductible du genou dans la station assise).

« 3° Les éruptions polymorphes, érythémateuses, herpétiformes et les troubles intestinaux (selles glaireuses, muqueuses, ou pâteuses), l'absence de vomissements, nous portaient à admettre plutôt des accidents méningés par toxémie intestinale que la méningite vraie. »

Du 14 au 20 décembre, état stationnaire. Les accidents méningitiques paraissent s'atténuer. Pas de vomissements. *Le signe de Kernig fait toujours défaut.* La température s'abaisse à 37°7.

Mais le 25, la température remonte, et l'état général s'aggrave. Les accidents méningés ont complètement disparu, et l'enfant succombe le 3 janvier à l'intensité des accidents intestinaux.

L'autopsie ne put être faite.

CONCLUSIONS

1° Le signe de Kernig est caractérisé par l'impossibilité absolue d'obtenir l'extension complète de la jambe sur la cuisse, au niveau de l'articulation du genou, lorsque le malade est assis, la cuisse étant fléchie à angle droit sur le tronc. La cause de ce trouble fonctionnel réside dans la contracture des muscles fléchisseurs de la jambe. La contracture disparaît, par contre, et l'extension complète du membre se fait avec la plus grande facilité dès que le malade est replacé dans le décubitus dorsal.

2° Ce signe, dont la recherche est extrêmement facile, n'appartient pas exclusivement à la méningite; on n'a cependant constaté sa présence jusqu'alors que dans des cas où les méninges était irritées ou altérées.

3° Sa fréquence est grande dans les méningites, quelle qu'en soit la nature (méningites tuberculeuses, méningites cérébro-spinales à méningocoques, à pneumocoques, à streptocoques, à staphylocoques, etc.). On peut dire qu'il existe en moyenne 85 fois sur 100 cas. Il semble se rencontrer avec plus de fréquence dans les méningites cérébro-spinales que dans les méningites tuberculeuses.

4° Le signe de Kernig apparaît rarement dès le début de la maladie; rarement aussi il est isolé; le plus souvent, il est précédé ou accompagné des symptômes classiques de la méningite.

5° Lorsqu'il est constitué, il persiste habituellement pendant toute la durée de la maladie, mais son intensité peut varier d'un jour à l'autre. On l'a même vu disparaître pendant une période plus ou moins longue. Sa présence a été parfois constatée pendant la convalescence de la méningite cérébro-spinale.

6° Le signe de Kernig ne peut être considéré comme un symptôme pathognomonique des méningites. Sa valeur diagnostique est réelle, mais elle n'est pas absolue; on ne peut s'appuyer exclusivement sur sa constatation pour établir un diagnostic ferme de méningite : « c'est un symptôme d'orientation », comme l'a dit Kernig.

7° Il est toujours dû à une irritation ou à une lésion plus ou moins profonde et plus ou moins étendue des méninges.

8° S'il est souvent en rapport avec les altérations des méninges spinales, il n'est cependant pas un signe pathognomonique de la lésion de ces enveloppes; dans un cas au moins, on l'a constaté alors que les méninges étaient intactes.

9° L'absence du signe de Kernig ne permet pas d'exclure la possibilité d'irritation ou de lésion des méninges; il n'a, en effet, de valeur que par sa présence.

10° On peut expliquer ainsi qu'il suit la pathogénie du signe de Kernig : à l'état normal, chez un sujet sain, placé dans la posture assise, les cuisses étant fléchies à angle droit sur le tronc et les jambes complètement étendues, les fibres des muscles fléchisseurs de la jambe sont allongées à leur extrême limite, et leur élasticité est à peu près complètement épuisée. Si, sous l'influence d'une irritation de la moelle ou plutôt des racines rachidiennes (que celle-ci soit due à l'augmentation de la pression intra-rachidienne, ou à la présence d'un exsudat purulent), il se produit une augmentation de la tonicité musculaire qui diminue certainement l'élasticité, et peut-être la longueur de ces fibres; elles deviennent trop courtes pour permettre l'extension complète de la jambe sur la cuisse fléchie sur le tronc, et le signe de Kernig apparaît.

INDEX BIBLIOGRAPHIQUE

BLUMM. — Ueber Meningitis cerebrospinalis epidemica. (*Munchener medicinische Wochenschrift*, 25 juin 1889, n° 26, p. 446.)

BULL. — Ueber die Kernigs'che Flexionscontractur der Kniegelenke bei Gehinkrankheiten. (*Berliner klinische Wochenschrift*, 23 novembre 1885, n° 47, p. 772.)

CAMIADE. — Considérations sur la méningite cérébro-spinale, et particulièrement sur les récentes épidémies de Bayonne (1897-1898). Thèse de Paris, juin 1899.

CHAILLOUS. — Etude sur le tétanos *a frigore*. Thèse de Paris, mai 1899.

A. CIPOLLINA ET D. MARAGLIANO. — Del valore diagnostico del signo di Kernig. (*Gazetta degli Ospedali e delle Cliniche*, 13 août 1899, n° 97, p. 1020.)

COMBY. — Traite des maladies de l'enfance, 3e édition, 1899.

DALCHÉ. — Méningite curable. (Société médicale des hôpitaux, 14 octobre 1898, *in Bulletins*, n° 30, p. 675.)

DAUCHEZ. — Méningite grippale abortive (dite méningisme). (*Revue des Maladies de l'Enfance*, t. XVII, août 1899, p. 357.)

DEBOVE ET ACHARD. — Manuel de diagnostic médical, 1899, t. II.

DIEULAFOY. — Cliniques médicales de l'Hôtel-Dieu, III, 1898-1899, p. 340-347.

DUQUESNOY. — Sur une forme à début douloureux de la paralysie infantile. Thèse de Paris, juillet 1898.

FLORAND. — Un cas de méningite cérébro-spinale. (Société médicale des hôpitaux, 17 juin 1898; *in Bulletins*, 1898, p. 530, et *in Gazette des hôpitaux*, 1898, n° 70, p. 739.)

FLORAND. — Un cas de méningite cérébro-spinale. (Société médicale des hôpitaux, 29 juillet 1898; *in Bulletins*, 1898, p. 649.)

A. FRIIS. — Om den i Kjobenhavn i Aaret 1886 herskende Epidemi of Meningitis cerebrospinalis. Thèse de Copenhague, 1887, p. 154.

A. FRIIS. — Om Meningitis cerebrospinalis epidemica. (*Ugeskrift for Læger*, 1892, pp. 407 et 431.)

HENOCH. — Zur Pathologie der Meningitis cerebrospinalis. (*Charité Annalen*, 1886, p. 580.)

HENOCH. — Vorlesungen über Kinderkrankheiten. 7e édition p. 320.
J. B. HERRICK. — Concerning Kernig's sign in meningitis. (*The american journal of the medical sciences*, juillet 1899, n° 327, p. 35.)
HIRT. — Pathologie et thérapeutique des maladies du système nerveux. (Traduction M. Jeanne 1891, p. 16.)
JOSIAS ET NETTER. — Un cas de méningite cérébro-spinale. (Société médicale des hôpitaux, 28 avril 1899; *in Bulletins*, 1899, n° 17, p. 437.)
KERNIG. — Ueber ein wenig bemerktes Meningitis-Symptom. (*Berliner klinische Wochenschrift*, 29 décembre 1884, n° 52, p. 829.)
KERNIG. — *Wratch*, 1884, n° 26; cité *in Centralblatt für klinische Medicin*, 27 septembre 1884, n° 39, p. 623.
KLIPPEL. — Abcès du cerveau ayant simulé une méningite. (Société de Neurologie, 9 novembre 1899; *in Revue Neurologique*, 15 novembre 1899, n° 21, p. 794.)
P. LEREBOULLET. — Abcès du cerveau. Méningite purulente. (*Gazette hebdomadaire de médecine et de chirurgie*, 4 décembre 1898, n° 97, p. 1153.)
LEROUX ET VIOLLET. — Un cas de méningite cérébro-spinale simulant le tétanos. (*Presse Médicale*, 24 décembre, 1898, n° 105, p. 361.)
MÉNÉTRIER. — Accidents méningitiques chez un malade atteint de tuberculose pulmonaire chronique. Apparition brusque d'une phlegmatia du membre inférieur gauche, coïncidant avec la disparition complète des symptômes de méningite. (Société médicale des hôpitaux, 19 janvier 1900 ; *in Bulletins*, 1900, n° 2, p. 31.)
MONGOUR. — Deux cas de méningite tuberculeuse. (Société de Médecine et de Chirurgie de Bordeaux ; *in Gazette hebdomadaire de Médecine et de Chirurgie*, 1899, n° 14, p. 163.)
NETTER. — Diagnostic de la méningite cérébro-spinale. (*Semaine Médicale*, 29 juin 1898, n° 35, p. 281.)
NETTER. — Importance du signe de Kernig pour le diagnostic des méningites. (Société médicale des hôpitaux, 22 juillet 1898; *in Bulletins*, 1898, n° 27, p. 639.)
NETTER. — Un cas de méningite cérébro-spinale épidémique. (Société médicale des hôpitaux, 6 janvier 1899 ; *in Bulletins*, 1899, n° 1, p. 3.)
NETTER. — Un cas de méningite cérébro-spinale prolongée. (Société médicale des hôpitaux, 22 juillet 1899 ; *in Bulletins*, 1899, n° 28, p. 749.)

L. Ombredanne. — Un cas de tétanos. Difficulté du diagnostic avec la méningite cérébro-spinale. (*Presse Médicale*, 3 septembre 1898, n° 73, p. 132.)

W. Osler. — The etiology and diagnosis of cerebro-spinal fever. (*British Medical Journal*, 24 juin 1899, n° 2008, p. 1521.)

Rendu. — Un cas de méningite cérébro-spinale. (Société médicale des hôpitaux, 6 janvier 1899; *in Bulletins*, 1899, n° 1, p. 5.)

Rendu. — Méningite cérébro-spinale simulant une fièvre typhoïde ataxo-adynamique. (Société médicale des hôpitaux, 7 avril 1899; *in Bulletins*, 1899, n° 13, p. 306, et *in Gazette des hôpitaux*, 1899, n° 47, p. 439.)

Rendu. — Méningite cérébro-spinale compliquant une pneumonie (Société médicale des hôpitaux, 12 mai 1899; *in Bulletins*, 1899, n° 18, p. 479.)

Roger. — Introduction à l'étude de la médecine, 1899, p. 743.

P. Sikora. — La méningite-cérébro spinale épidémique. (*Presse Médicale*, 23 août 1899, n° 67, p. 101.)

Strumpell. — Traité de Pathologie spéciale et de Thérapeutique des maladies internes. (Traduction J. Schramme, 1898, t. I.)

Thiercelin et Rosenthal. — Un cas de méningite cérébro-spinale aiguë de l'adulte. (*Médecine Moderne*, 12 juillet 1899, n° 53, p. 417.)

Troisier et Netter. — Un cas de méningite cérébro-spinale épidémique. (Société médicale des hôpitaux, 26 janvier 1900; *in Bulletins*, 1900, n° 3, p. 56.)

Widal et Merklen. — Un cas d'hémorrhagie méningée. (Société médicale des hôpitaux, 24 novembre 1899, *in Bulletins*; 1899, n° 36, p. 899.)

Paris. — Typ. A. Davy, 52, rue Madame. — Téléphone.

www.ingramcontent.com/pod-product-compliance
Ingram Content Group UK Ltd.
Pitfield, Milton Keynes, MK11 3LW, UK
UKHW020344230726
13925UKWH00003B/963

9 782013 537889